あくび脳幹体操で
幸せにスイッチオン！

奇跡のライオンあくび健康法

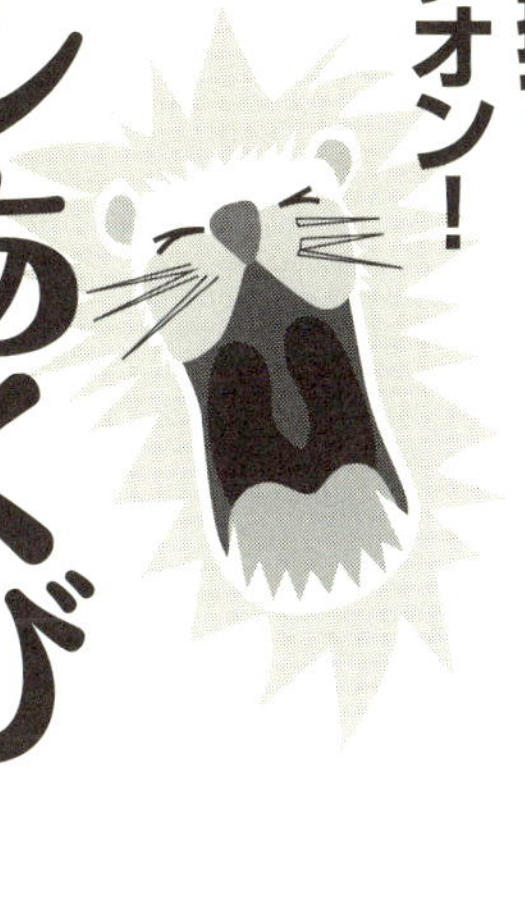

脳幹活性率100%になる本

コスモ21

本文イラスト◆奥田志津男

推薦文　「ライオンあくび健康法」で健康に

医学博士　堀田忠弘

「自然治癒力で病気が治った」「体は自然治癒力で回復する」というように、自然治癒力という言葉が病気との関連でよく使われます。

確かに自然治癒力が病気を治すことに大きな力を発揮しますが、自然治癒力とは一体何でしょう？

自然治癒力は、生命エネルギーとも呼ばれるもので、生命活動を維持し、病を癒すために不可欠なエネルギーです。

生命エネルギーには二つあります。一つは体の中で作られるエネルギーで、細胞内にある糖を材料にする解糖系と酸素を材料にするミトコンドリア系で作られます。もう一つは体の外から入ってくるエネルギーです。全ての生命を育む大自然、宇宙根源のエネルギーなどと呼ばれるものです。

二つのエネルギーの比率は、体の外から入ってくるエネルギーが大半で、その意味でも私たちは大自然によって生かされていると納得できます。

この二つの生命エネルギーによって私たちは、手足を動かし、内臓や五感を働かせ、考え、記憶し、傷や病を治すなどの様々な生命活動を営むことができます。

生命エネルギーが体をくまなくスムーズに流れていると健康を保つことができますが、滞ってしまうと体調が悪くなったり、病気になったりします。

この生命エネルギーが十分に流れるための鍵が脳幹にあります。

大自然のエネルギーは、チャクラと呼ばれるエネルギーセンターから体に入り経絡《けいらく》を通って脳幹に集められます。そして、脳幹から再び経絡を通って全身に運ばれますが、ここで二つの問題があります。

その一つは、頸椎《けいつい》の骨の1番、2番が歪《ゆが》んでいると、頸椎に沿って走行している経絡がブロックされ、エネルギーの流れが悪くなって、脳幹に十分なエネルギーが流入しないことです。

もう一つは、脳幹の働きが低下していると、入ってきた生命エネルギーを十分に送り出せないことです。

駒川先生はこの二つの問題を長年の治療経験とたゆまない努力の末、生命エネルギーの流れを感知する能力を身につけられたことで解決し、自宅で誰もが簡単に自分でできる方法を考案されました。

それが「ライオンあくび健康法」です。この健康法を行うと実際にあくびが出ますが、それは生命エネルギーが活発に流れ出したサインであり、それとともに体が軽くなって症状が軽減していきます。「シンプル　イズ　ベスト」の言葉通り、この方法はとても簡単でありながら、大きな効果をもたらす素晴らしい方法です。

この方法によって自然治癒力が最大限に発揮された時、病気がどのように治っていくのかは非常に興味深いものがあります。私も日々の診療で使わせていただこうと思っています。

さらにミネラル不足と有害物質の蓄積が脳幹の働きを低下させていると書いておられることは卓見であり、これは多くの現代人が抱える問題です。

是非、多くの人にこの本を読んでいただき、「ライオンあくび健康法」を実践して、健康に役立てていただきたいと思います。

駒川先生を応援します

駒川式ライオンあくび健康法が日本を救う

日本に未来はあるのかと疑いたくなるような調査や統計を見ていると、つくづく嫌になってきます。高齢者の認知症462万人、軽度認知障害400万人、寝たきり300万人以上、知的障がい児者数約700万人、うつ病軽度を含むと約800万人など、由々しきを通り越してどうしようもない事態です。医学的な治療法は皆無、やりようがないのが現実のようです。国も疲弊し多くの個人が苦しむこんな状態の中で駒川先生発案のライオンあくび健康法は、日本を救う救世主的な存在になります。駒川先生の永年の数々の体験から本書の諸症状には抜群に有効です。

しかし、さらなる期待も大いに望めるのが、この駒川式ライオンあくび健康法のすごいところです。健忘症、軽度の認知症、知的・発達障がい、統合失調症、うつ病、さらにいびき、無呼吸症候群などの難治性の疾患から老化によるムセや顔のたるみなど美容効果も期待できるという勝れものです。

このように応用範囲が広く、びっくり現象が起きるのがこの体操の魅力でしょうか。しかも、手軽に簡単にどこでもできるこんなすごいものを長年の経験を通して発案された駒川先生の研究と努力に敬意を表します。将来、国民の健康体操としてラジオ体操の前後にでも組み入れられると広がりが大きくなるように思えます。応用編についてさらに勉強してみたい方は、駒川先生の講演会に参加して奥義を極められたら良いと思います。未来のない日本を救うのは有志のあなたです。全国的な運動として国民必須体操としてラジオ体操以上の広がりを望むものです。学校や介護施設や、老人ホームでも、職場や家庭でも広がれば広がるほど日本の将来に一筋の光が差し込んできます。

読者の皆さん、さっそく本日から実行してみてください。半年から一年と、きっとあなたの悩みが期待へと変わることでしょう。

駒川式ライオンあくび健康法で健康で豊かな暮らしを取り戻しましょう。

高橋呑舟《どんしゅう》

高橋呑舟（現代健康研究所所長）宇宙情報を解析する能力を用いて様々な難問を解決している。『奇跡の農業革命　奇跡はリンゴだけじゃなかった』（井上祐宏著、コスモ21）で紹介されているアートテン農法の開発者でもある。

はじめに　究極の健康法「ライオンあくび健康法」

自然治癒力にスイッチを入れる奇跡の健康法

私は20歳から施術家として活動を始め、今年で30年が過ぎようとしています。その長い臨床経験の間に延べ25万人以上のクライアントを診てきましたが、10万人を超えたあたりから、人が健康であり続ける鍵は、脳の中心にある脳幹にあるのではないかと考え始めました。

脳幹とは、呼吸や睡眠、ホルモンバランスなどの調整を担っている極めて重要な部分です。

生命活動の基本的な機能を司っていることから、「健康と脳幹には密接な繋《つな》がりがある。脳幹の働きをより活性化させることができれば、より健康になれるかもしれない」という考えに至り、いつしかそれを立証することに専念し始めたのです。

やがて、口を開けたり、閉めたりするというシンプルな開閉運動で脳幹を活性化させることで、健康が促進できるという究極の健康法が見えてきました。

それが本書でご紹介する「ライオンあくび健康法」です。

大きなあくびができる象徴としてライオンがイメージされたので、この名称をつけました。通常、治療院やセミナーで使う場合は、シンプルに「ライオンあくび」と呼んでいます。

10年以上の経験を通じて確立させてきたこの健康法は、誰にでも簡単にできる体操になっています。

これは脳幹活性の一つの方法です。

1日たった3分間行うだけで健康を促進でき、幼い子どもから高齢者まで、場所を選ばず、お金もかけずに行うことができる究極の健康法と言えるでしょう。

この健康法が確立できたのは、ある時期から、自分の手の平でクライアントの体の中を流れるエネルギーを感じられるようになったからです。

そして、その体を流れるエネルギーが、以前から注目していた脳幹から全身に送られていることを突き止め、「健康になるためには脳幹を活性化することが必要」と確信したのです。

この体の中を流れるエネルギーを、私は生命エネルギーと呼んでいます。

健康体の方は、この生命エネルギーが脳幹から全身に向かって力強く流れています。そういう方の多くは、多少の疲労はすぐに回復する傾向があり、いわゆる健康体と言えます。

これに対し、私の所にこられるクライアントの多くは、何かしらの体の不調を抱えていますし、この生命エネルギーの流れがとても弱々しく感じられました。「睡眠を取っても疲れが取れない」「風邪の治りが遅い」というようなことも口にされ、健康に対して不安を抱えていました。

これらの経験から私が出した結論は、「健康体の人は脳幹から生命エネルギーがふんだんに流れている」ということと、「生命エネルギーが常に力強く流れるように脳幹を活性化させられたら、健康を維持することができるのではないか?」ということでした。

そこで、「生命エネルギーを常に力強く流すことができる方法」を模索し始めたのです。

その結果、「ライオンあくび健康法」が完成しました。

「ライオンあくび健康法」の指導者として活動を始めて以来、健康法経験者からたくさんの喜びの報告を受けるようになりました。

簡単にその報告をご紹介しましょう。

・アトピー性皮膚炎で健康な皮膚が見えない状態だったのが、ライオンあくびを始めて数日で通常の皮膚が見えるようになった。

・頭に石が詰まったような感覚など、産後40年も続いた原因不明の様々な症状が数週間で治まりだした。

・どこの病院でもさじを投げられた仙骨骨折後の酷《ひど》い痛みが2週間でなくなった。

・体調不良で、約20年間家事をするのがやっとという生活を送っていたが、数ヶ月間で元気に仕事を始められるようになった。

・坐骨神経痛で足に力が入らず上手《うま》く歩けなかったが、ライオンあくび体験後すぐに歩けるようになった。
・話下手で、人と話すのが非常に苦痛だったのが、ライオンあくびを継続しているうちに人と会うのが楽しみになり、人生が幸せだと感じられるようになった。

これらの変化は脳幹の働きがそれまでよりも活性化した結果、自発的に自然治癒力の発動によって起こったものです。そのどれもが想像していた以上のものでした。

なぜ、このようなことが起こるのでしょう？

脳幹は「生命の中枢」とも言える数々の機能をコントロールしています。

しかし、現代人の脳幹の働きは、生活習慣や食生活などから影響を受け、その働きが鈍っています。その結果、自然治癒力も低下しているのです。

そのため多くの人が本来は自然治癒力で治るはずの症状に苦しみ、これまでは医療機関に頼って改善するしかなかったのです。

しかし、ライオンあくび健康法を行うと、脳幹が活性化し、自然治癒力が働き始めます。このライオンあくびを行うことで、自然治癒力のスイッチを入れることができます。医師や施術家に頼らなくても、その人が持つ力で、本来あるべき健康な状態に近づくことができるようになるのです。

これは私の求めていた究極の健康法です。

まずは、この健康法が一体どんなもので、どのようにして生まれたのかをプロローグで詳しくお話しすることにしましょう。

奇跡のライオンあくび健康法　もくじ

1章　ライオンあくび健康法でこんなに改善した！　こんなに変化した！

2章 探し求め、たどり着いた自然治癒力を高める根本療法

3章

全ての生命活動を司る 健康の要・脳幹

4章

ライオンあくび健康法の効力はミネラルで大幅にアップする

実践編

今日から自然治癒力アップ！
3分間ライオンあくび健康法

プロローグ　究極の健康を目指した結果「ライオンあくび健康法」を創案

施術家として一時的な症状緩和では納得できなかった

長い間、施術家として活動してきて、ずっと疑問に思っていたことがありました。それは、「健康とは一体どういうことだろう」ということでした。

10代でカイロプラクティックの道に入り、そこから30年間、ただひたすらにクライアントに施術をしてきました。

その一方で、新しい技術や様々な施術も学び続けてきました。

それは、「1人でも多くのクライアントの方々に笑顔になっていただきたい」という願いがあったからです。

しかし、施術が終わり、クライアントに「楽になった」と喜ばれても、それはつかの間のこと。しばらくすれば、またクライアントは治療院にこられ、以前と同じ状態になっているか、他の場所に別の症状が出ているのを診るという現実がありました。施術の場では「楽になっていただいている」という自負はありました。しかし、「根本的なところでは何も変わっていない」と感じずにはいられませんでした。

それは、施術家としてとても辛いことでした。

「自分がしていることは、症状を一時的に緩和させているだけに過ぎない」という思いは、施術する人数が増えれば増えるほど募っていきました。

「一時的なものではなく、本当に健康になってもらうにはどうしたらいいのだろう?」

「理想を言えば、二度と私のところに通う必要がないくらい健康になってほしい。それこそが私の目指す道ではないのか」

そう思い始めた時から、究極の健康法を求めることが私の使命になりました。

やがてある時から、「なるほど、人の健康というのはこういうことなのか!」と思う瞬間が増えるようになりました。

それは、私が目指す理想の形が見えた瞬間であり、その理想に向かって頭の中のスイッチがカチッと入った瞬間でもありました。

肩こりと腰痛に苦しみ続けた子ども時代

そもそも、私が施術の道に入ったのは、私自身が幼い頃から肩こりと腰痛で苦しんできたからです。

私はかなり元気な子どもで、小学校3年生の時、体育の授業で跳び箱を飛び過ぎて、後頭部から落ちたことがありました。頭を強打し、首を痛めてしまったのです。

それからしばらくして、肩こりと腰痛の症状が出始めました。

約40年前の話です。当時は今のように虚弱な子どもはほとんど見かけませんでした。「腰が痛い」「肩が痛い」と訴えても、「子どもにそんなものがあるわけがない」と親にまともに取りあってもらえませんでした。

それでも私があまりにも言うので、親も根負けして、病院でレントゲンを撮ることになりました。

しかし、結果的に「骨にも筋肉にも異常は見当たりません。どこも悪くありません」

と診断され、「ビタミン不足でしょう」という言葉で片付けられてしまったのです。その後も兵庫県内のスポーツ医学の権威や大きな病院などを転々としましたが、結局、何もわからず仕舞いでした。

進展があったのは、4年生になってからでした。父親の膝の具合が悪くなり、有名な鍼《はり》の先生を訪ねることになったのです。その時、私も一緒についていくことになりました。

今でも忘れられないのは、その鍼の先生が私の体に触れた瞬間に言われた言葉です。

「この子、腰がすごく悪いよ」

それまでは「どこも悪くない」と言われ続けていたので、その言葉自体にまず驚き、「やっと自分の体のことをわかってくれる人に出会えた」と思ったのを覚えています。

その先生の言葉のお陰で、親もようやく私の症状を信じてくれるようになり、それからは鍼や整体などにもよく連れていってもらえるようになりました。ただ、症状は一時的には楽になるものの、残念なことに本格的に改善することはありませんでした。

とにかく肩こりと腰痛が酷《ひど》くて苦しみました。

どんな状態かというと、例えば、10分ぐらい机に向かって勉強をしていると、首がその状態で固まってしまい、全く動かせない状態になってしまうのです。

そうなってしまったら、固まるのにかかったのと同じくらいの時間をかけて、首をゆっくりほぐしていかなければなりません。

本当に拷問《ごうもん》のような経験でした。大げさではなく、首の一部を「包丁で切ってしまいたい」と思うほどでした。

その後も、整体やカイロプラクティックなどを受け続け、やや楽になってきたのが高校1年生の時です。

その頃、当時通っていたカイロプラクティックの先生に、「駒川君、カイロプラクティックを勉強してみないか。東京で1泊2日で講習があるんだけど」と誘われました。

少し面白そうだなと思ったことと、東京に行けることが魅力で、その講習会に行くことにしました。

高校生が大人に混じって、カイロプラクティックを学ぶという、ちょっと特殊な始まりでしたが、私自身はその知識の面白さにすっかりはまっていったのです。

治療家としての葛藤の日々

高校卒業後は東京の大学に通いながら、鍼灸《しんきゅう》マッサージの専門学校にも通いました。また、文字通り自分の体を実験台として、様々な民間療法も学びました。専門書や一般向けの健康法を打ち出している著名な先生や名人・達人の噂を聞いては、通いつめたものです。

中には、「俺が必ず治してやる」と言ってくださる先生もいました。

そういった方々の技術は、実際、素晴らしいものがあり、肩こりの痛みも瞬間に取るような、そんな優れた技術もたくさん見ることができたのです。

ただ、その場では症状は治まるのですが、数日もすればもとに戻ってしまいます。どんなに素晴らしい施術でも、結局は一時的に対処する対症療法に過ぎませんでした。

20歳の時、新宿にあるカイロプラクティックの治療院を手伝うことになり、それまでに学んだ技術を使い、クライアントに施術させてもらう毎日が始まりました。

1日1日が新鮮でとても充実していました。しかし、徐々に疑問が湧いてきたのです。

日々、目の当たりにする現実は、私自身が受けた数多くの施術と全く同じ結果です。自覚症状が消失し、「おかげ様で良くなりました！」とクライアントに感謝の言葉をいただいても、しばらくしたら同じ状態になって再通院してきます。

「これでは治ってないのと同じことだ」

「どうしたら本当に体を良くすることができるのだろう」

より良い療法を求めて、新たな施術を探し求めることになりました。

健康に関するセミナーに参加したり、画期的な改善方法はないかと、時には海外にまで足を運びました。残念ながら、そうまでしてもどれ一つとして「これだ」と思えるものはありませんでした。

そんな時、私をカイロプラクティックの道に誘ってくださった先生に「駒川君、健康の鍵はやはり上部頸椎《けいつい》にあるよ」と改めて言われたのです。

上部頸椎とは、首の骨の1番目と2番目の部分のことです。ここを矯正《きょうせい》することで脳からのエネルギー信号をスムーズに流し、健康を促進することができるというのです。これこそが、カイロプラクティック理論の原点になります。

この理論は、私自身も非常に興味がありました。ただし、テクニック自体は少し強めの刺激を加える荒療治的な部分もあり、危険性も高いので、考えた末に扱うのをやめた手法でした。

その話を聞いた時は、私は骨盤を主体とした仙骨を調整する療法をメインにしていました。

しかし、その先生の言葉をきっかけに、再度、別の角度から頸椎1番と2番に注目してみようと思い立ちました。何か直感のようなものがあり、もっと詳しく研究してみることにしたのです。

体を流れる生命エネルギーを手の平で感じる

脳幹の大切さを感じ、脳幹の活性化を目指す施術にシフトし始めたのが１９９８年のこと。「健康の本当の鍵を見つけたい」と思いながら臨床を続けていくうちに、少しずつ不思議な感覚が発達していくのがわかりました。

クライアントの体に触れている時に、背骨のラインに沿うようにして流れるエネルギーの流れを手の平で感じるようになったのです。さらにその感覚を追及していくと、その流れは後頭部の奥、つまり、脳幹部分から流れ出していることがわかりました。

まさにそれは、カイロプラティックの教えそのものです。その感覚が感じられた瞬間は今でも忘れられません。

やがてその感覚に集中していくと、スムーズな生命エネルギーの流れを感じた時には必ずといっていいほど、施術後、クライアントから「先生、本当に調子が良くなりました！」「すっかり治りました！」と言っていただけることがわかりました。

その時、「これこそが求めていた方法だ。これこそが脳幹が活性化した状態だ」と確信しました。

それ以降、毎日の臨床の中で、確実に手の平でその感覚を感じることができるようになっていきました。

脳幹活性のスイッチはあくびにあった

脳幹活性の成果は順調に出せるようになっていきましたが、毎回同じような高いレベルまで活性化できないというじれったい日々が続きました。

脳幹は脳の中心にあるので、直接その部分に刺激を与える訳にもいきません。

「どうしたら、手の届かない場所にある脳幹に確実に、そして安全に刺激を与えることができるのだろう？」

試行錯誤を重ねた結果、ある日、ふっと「あくび」という脳の酸欠状態を解消する動作が、「脳幹にスイッチを入れる動作も兼ねているのではないか」と閃《ひらめ》いたのです。

そして口の開閉が、人が意識的に脳内に刺激を与えられる唯一の行為だと気づきました。

それが2008年3月のことでした。

早速、その考えを施術に取り入れると、脳幹から背骨を通り、手足に向かって生命エネルギーが流れ始めるのを感じたのです。

それは脳幹が活性化し始めたサインです。

脳の中心部にあるため、刺激を与えたくても与えられなかった脳幹に意図的に刺激を与え、確実に活性化することができたのです。

「本当の意味での健康とは何か？」

その答えが自分の中で明確になり、施術者としてようやく自分自身の施術に〝合格点〟を与えることができた瞬間でした。

その方法を発見して以来、施術をする毎に、100％クライアントの体の中を生命エネルギーが流れ出すのを体感できるようになりました。

感じやすい人は、体の中を流れ始めたエネルギーを察知して、「こういうのは初めて感じます。これは何ですか？」という方もいます。施術が終わって休んでいる時、「体の中で何か動いています」という人もいます。それは体内で自己調整が始まり、背骨や関節が本来ある状態に戻っていくからです。

頭蓋骨《ずがいこつ》の要の骨を刺激し、脳幹を活性化する

脳幹は体の不調を引き起こしている要因を癒す機能、つまり自然治癒力を司っています。口を開閉させると、なぜ、この脳幹が活性化するのでしょう？

私たちが口を開く時は外側翼突筋《がいそくよくとつきん》という筋肉を動かします。この筋肉は顎《あご》から頭蓋骨の一つである蝶形骨《ちょうけいこつ》という蝶の形に似た骨に繋《つな》がっています。

頭蓋骨は23個の骨で形成されていますが、そのうち14個の骨が、脳の中心にある蝶形骨と接合しています。口を大きく開閉させることによって外側翼突筋が動き、頭蓋骨の中の要である蝶形骨に刺激を与えることになります。それが脳幹に伝わり、脳幹が活性化するという理論です。

よく噛むと呆《ぼ》け防止になると言われているのも、口を大きく開けてよく笑う人が元気なのも、恐らく同じ要因が関係しているのではないでしょうか？

これまでは蝶形骨と脳幹の関係の重要性はわかっていても、具体的に脳幹を活性化

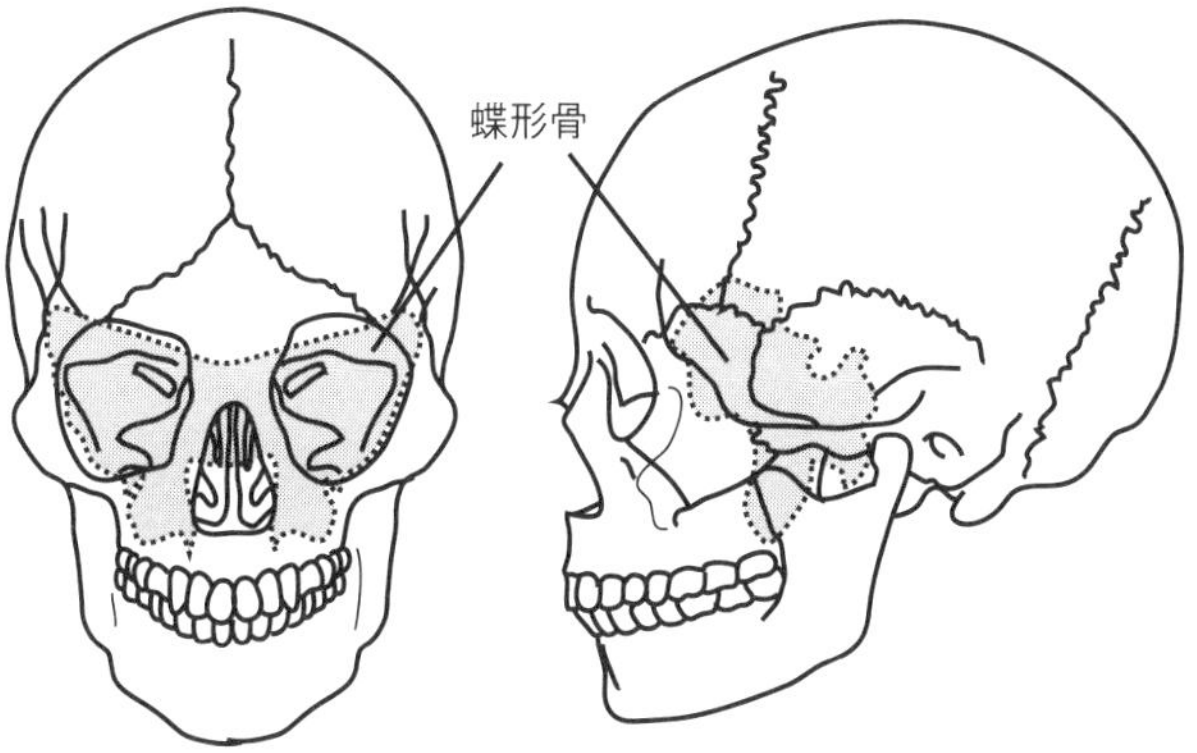

蝶形骨とはまさに名の通り蝶のような形をしている骨
この骨が私たちの大切な脳を乗せている

させるという方法が見つかっていませんでした。

ですから、口を大きく開閉することによって脳幹を活性化できるということ、さらに、体は自動的に自分をメンテナンスできるように創られているのだとわかった時には、人体の仕組みの素晴らしさに心から感動しました。

この脳幹を活性化させる方法を個人でもできるようにアレンジしたのが、本書でご紹介する健康法です。大きく口を開けたり、閉じたりするのを繰り返すことから、『ライオンあくび健康法』と名づけました。

このライオンあくび健康法を指導し始め

てからわかったことは、口が大きく開かない人は、健康レベルが低下している傾向にあるということです。

ライオンあくび健康法を繰り返し行い、口を大きく開くことができるようになってくると、健康レベルも同時に向上してくるので、両者の関係は比例しているのではないかと思います。日頃から、口を大きく開ける習慣をつけることが大切なのです。

このライオンあくび健康法は、体に出ている症状に直接働きかけることはありませんが、体の内側から健康になっていくきっかけ作りをしてくれます。

自然治癒力なくしては、真の健康は得られません。そして、その自然治癒力を引き出すには、このライオンあくび健康法の効果は非常に高いと確信しています。

これは医療でも治療でもありません。

医者や施術家に「どこが悪いのですか?」と診断をお願いする必要もありません。

「こんなに簡単なことで健康になれるの?」と驚かれるほどシンプルで、誰もがどこでもできる自発的な健康法です。

まずは、ライオンあくび健康法で元気になった方の体験をいくつかご紹介しましょう。

1章

ライオンあくび健康法で
こんなに改善した！　こんなに変化した！

驚きと喜びに包まれた実践した人の声

この章では、ライオンあくび健康法を実践したことで、大幅に健康を取り戻した人たちの喜びの体験談を紹介しましょう。

アトピーと闘った地獄の日々から生還

K・Aさん　40代男性

息子は生まれた時からアトピー性皮膚炎の症状がありました。皮膚科、内科、心療内科だけでなく、あらゆる自然療法を試み、一進一退を繰り返してきました。

小学3年生で脱ステロイドに踏み切り、その後代替医療のホメオパシーによる想像を絶する好転反応を経験しました。傷にまみれながらも人並みの生活が送れるようになったのは、小学5年生になった頃でした。

ある日、息子が白目をむいて天を仰ぐ仕草を繰り返しているので、何をしているのか尋ねたところ、「首のところが気持ち悪いから」と言います。彼の首のまわりには、掻《か》き傷、裂傷、かさぶた、半乾きの体液がびっしりとついていました。それを少しでも刺激しないようにと、いつも首をすぼめた姿勢で過ごし、横断歩道を渡る時も、いちいち体ごと旋回させて左右の確認を行うほどだったので、それも仕方のないことだと思いました。

そういう状況の中でライオンあくび健康法と出合い、私自身がアドバイザーになるためにセミナーを受講することになりました。

そして学んだ技術で、自ら息子に施術する日々が始まりました。

最初は息子も不安がっていました。しかし、すぐに「気持ちがいいからやってほしい」とせがむようになりました。

数日後、全く皮膚が見えなかった状態だった首の一部の皮膚が見えるようになりました。この時は飛びあがるほど嬉《うれ》しかったです。

それからは暇さえあれば、本人が自発的にライオンあくび健康法をするようになりました。その様子は、「自分の病気は自分で治す」という意思の表れのようでした。

次第に本人の性格が明るくなり、積極性が増したのも嬉しい驚きでした。急に「僕の人生は僕が決める」などと語りだして、周囲の目を丸くさせたこともあります。歩くことさえままならない時期もあったのに、身体能力も高くなって、気づいたら100回連続して縄跳びが出きるようにもなっていました。

ライオンあくびを始めて3ヶ月が過ぎますが、状態は信じられないほど改善しました。

10年以上掻きむしり続けた首まわりは、乾燥してやや粉っぽかったり、色素沈着も少し残っています。しかし、傷などのたぐいは一切なくなりました。何よりも家族の口から「アトピー」という言葉が出なくなったことに幸せを感じています。

ライオンあくび健康法は、症状を診断する必要がありません。ただ、脳幹を活性化させて、本来、人間が持つ治癒力を高めることを目的としています。

これからは、このライオンあくび健康法の素晴らしい効果を知るアドバイザーとして、少しでも多くの方にこの健康法に触れてもらい、その効果を実感していただきたいと切に願っています。

40年も続いた原因不明の不快な症状が3回で改善

M・Kさん　60代女性

産後の肥立ちが悪く、気が狂うほどの苦しみの後、一時的に両耳が聞こえなくなるなどの症状がありました。その後もずっと頭の中に石が詰まった感じがあり、思考や記憶も満足にできなくなってしまいました。

61歳を過ぎると、今度は鼻から喉にかけて、粘液のようなものが流れ出るようになりました。常時、喉に流れてくる粘液を飲み込まなければならず、とても耐え難いものがありました。食べ物を見ても食べ物に見えないので、食欲も湧きません。耳から膿《うみ》が出ることもありました。生きる意欲が尽きてしまったように感じていました。

もちろんあちこちの病院で何度も検査しました。でも、原因はわからず、「これはどこに行っても治せないもの」と絶望的な気持ちで過ごしてきました。

このような原因不明の症状に40年もの間苦しんできたのです。

自分なりにいろいろ調べた結果、体の機能は脳幹がコントロールしていることを知りました。「この症状の原因は脳幹にあるに違いない。脳幹からの命令が上手《うま》く届かないから、いろんな症状が起きているのだ」ということはわかりました。ただ、それがわかったからといって、どうすることもできませんでした。

評判の良いお医者様をいくつも訪ねましたが、結局、ものすごい量のお薬を出されるだけで納得がいきません。中には1ヶ月以上、強いお薬を飲み続けるという指示が出たこともありました。飲み続けることの方が危険だと判断し、思い切ってやめました。

その後、両親の介護が始まり、田舎と自宅の往復に疲れていたところ、友人に「その調子の悪いのは脳幹じゃないの?」と言われ、本当にびっくりしました。

まさか、知り合いの口から「脳幹」という言葉が飛び出してくるとは思ってもいなかったのです。その「脳幹」というキーワードにピンときて、友人に紹介されたライオンあくび健康法の指導を受けることになりました。

驚いたことに、通い始めて3回目で、鼻から喉に流れてくるドロッとした粘液がサラサラの状態になりました。7回受けたところで、粘液もかなり減り、それからは粘液が出ない日々が3日、1週間と長くなっていきました。

頭の中もすっきりし、40年以上続いた辛さがどんどん減っていくのが本当に嬉しいです。何よりも生きる意欲が湧いてきて、幸せを実感できるようになりました。おかげ様で、娘の出産の手伝いに東京まで行くことができそうです。

「一生治らない」と言われた激しい痛みが短期間で軽減

高瀬美砂さん　30代女性

２０１１年1月、仕事中に椅子に座り損ねてコンクリートの床で尾骨を強打してしまいました。激痛を感じた後、下半身の感覚がなくなり、救急車で病院に運ばれました。

診断はただの打撲。入院を勧められましたが、痛み止めを打ってもらうと何とか歩けたので、「打撲なら何とかなる」と判断し、その日のうちに帰ることにしたのです。

しかし、次の日もあまりに痛むので、家の近くの整形外科で半ば強引にCTを撮ってもらうように依頼しました。すると、そこで初めて仙骨にひびが入っていることがわかったのです。ただ、残念ながらその状態に対応する処置がなく、「痛み止めを飲んで寝る」という毎日を強《し》いられることになりました。

苦痛の日々の始まりでした。

徐々に症状は悪くなり、布団にまっすぐ仰向けになることもできなくなっていきました。次第に首が回らなくなり、やがて、首を手で支え、すり足でヨチヨチと歩くしかできなくなっていきました。短い横断歩道を1回で渡り切れず、道路の真ん中で赤に変わってしまうこともありました。

日に日にひどくなる首と腰の痛みを何とかしたいと、病院を何軒も変えましたが、状況は何も変わりませんでした。

5月の初めにライオンあくび健康法を会社の上司から勧められました。ただ、その頃は何軒もの病院に通った後で、ある整形外科でも「この症状は一生もの」とまで言われていたため、「ほんとに良くなることなんてあるの？」と半ば諦めの気持ちになっていました。それでも、上司に何度も何度も勧められるので、「1度くらいは行ってみようかな」と予約したのです。

駒川先生に初めてお会いした時は、1月から5月までの経緯を話しました。特に整形外科の先生に「鞭打ちのような状態は一生治りません」と言われたことなどを必死で訴えました。すると、駒川先生は笑いながら「治らないんじゃなくて、治せないんですよ。大丈夫ですよ」ニコニコしながら言うのです。

「何だろう、この先生⁉」というのが、私の駒川先生の第一印象でした。

それからライオンあくび健康法を指導してもらいました。「首を持ち上げて」という先生の指示に、「首が動かないと言ってるのに」と心の中で思いながら、「持ち上がりません」と伝えると、「持ち上げようと努力するだけでいいですよ」と優しくおっしゃったのが印象的でした。

実際に体験したライオンあくび健康法はとても簡単なもので、「本当にこんなことで、何とかなるのだろうか？」と思いながら、施術後、ベッドで休んでいました。

その時、ベッドに仰向けで寝ていることがそれほど苦痛ではなくなっているのに気づき、まずびっくりしたのです。

そして短時間でしたが、事故以来、初めて深い眠りに落ちました。あの日のことは忘れません。その晩も熟睡できたことは本当に嬉しかったです。

徐々に希望も湧いてきて、しばらく通うことにしました。

それからはみるみる元気になりました。4度目の健康法指導を受けた後には「山登りに行きたい」と思えるほどになり、その回復の速度に、夫が一番びっくりしていました。

その後、すぐに仕事に復帰しました。海外旅行にも2度行き、今では、あの出来事は本当に自分に起こったことなのだろうかというくらい、痛みの〝い〟の字もありません。多少の疲れもライオンあくび健康法をして寝るだけでリセットされてしまうので、もう怖いことは何もありません。

今後はアドバイザーとして、駒川先生が考案されたこのライオンあくび健康法を世界に広めたいと思っています。

力の入らなかった足が数分間のライオンあくびで階段をスタスタ降りられるように！

國谷栄輔さん　70代男性

2007年2月、病院で膠原病《こうげん》の一種である多発性筋炎と間質性肺炎と診断されました。入院と通院でステロイド治療を続けました。

主な症状は、筋肉痛と筋力低下、無力症で駅の階段は手すりにつかまらないと上がれませんでしたし、関節がずれそうな違和感があり、肘枕でテレビを見ると背骨や腰骨が外れるようないやな感じがありました。

体に良いと聞き、２００８年から生体ミネラルを飲み始めました。その後、約２年で多発性筋炎は完治しましたが、その直前の２００９年12月に今度は、坐骨神経痛を発症。こちらはなかなか完治しませんでした。

２０１２年2月には凍った道路で転倒し、右肘を打撲しました。半年過ぎた頃から右肩の関節に痛みが出るようになり、関節の可動域が狭くなってしまいました。接骨院に行きましたが、先生には、「既に半年経って固まっているから治らない」と言われ、途方にくれていました。

２０１２年11月末にライオンあくび健康法のことを知りました。自宅でＤＶＤを見ながら試しにやっ

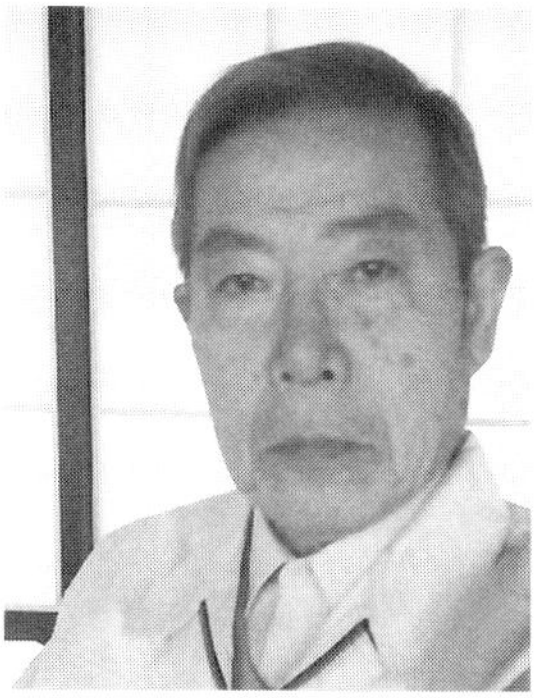

歩く速度も速くなった國谷さん

てみることにしました。

その場では特に何も感じることはありませんでした。

しかし、その直後に階段を降りようとしたら、自然にスタスタと降りれたのには本当に驚きました。

なぜなら、それまでは片足ずつ「ヨッコイショ」という感じでしか降りれなかったからです。体の重心が下に降りて安定した感覚があり、「こんなに即効性があるものなのか⁉」と感心しました。

それ以降、このライオンあくび健康法を信じて続けています。

歩行中よろめくこともなくなり、歩幅も大きくなったので、歩く速度も速くなりました。一日中、仕事をしていても疲れることもなくなりました。

残っていた坐骨神経痛は1ヶ月くらいで痛みが消えました。これには本当に嬉しかったです。動かなくなっていた右肩も、ライオンあくびを始めて3ヶ月経つ頃には、痛みが徐々に取れてきて、現在は腕も半分くらいまでは上がるようになりました。

また、以前は20～30分正座をすると、左足首が固まって立ち上がれなくなっていたのが、今では正座をしても固まらず、スクッと立てるようになりました。

こんなにも健康に良いものなので、町内会の会合でも皆さんにご紹介し、伝えていきたいと思っています。

勝手に体が動く？　自分で体をメンテナンスする不思議なライオンあくび

K・Sさん　50代女性

50代という年齢のせいもあるのでしょうが、5年ほど前から体の不調を感じ始めました。

肩こり・腰痛・膝痛という体の痛みと、近年は精神的にも落ち込むことが多くなり、些細なことでいらいらするようになりました。

マッサージなどに通いました。でも、行った時には楽になっても、腰は数日しか持ちませんし、肩は家に帰ったら元のこった状態に戻っています。

その場、その場での対処でしかないと感じて、何とか根本的に治す方法はないのかと悩んでいました。

「心と体」の関係に興味を持ち、学んでいくうちに、脳とストレスが関係しているのがわかりました。「脳」に良いものにどのようなものがあるのか、その情報収集をしているうちに、インターネットでライオンあくび健康法の研究会にたどりつきました。

偶然にも知り合いがライオンあくび健康法のアドバイザーだったので、その方の指導を2週間に1回受けることにしました。

最初に指導を受けた時は、あまりにも簡単な健康法なので、「こんなことで活性化するの？」という印象を受けました。終わった直後は劇的な変化もなく、正直、物足りなさを感じたのですが、施術後、少し横になって休んでいる間に腰のあたりに何か体の中が動く感じがあったり、体がピクッと動くということを体験しました。

そして、帰る時には体だけでなく、気持ちまでスッキリしたのを感じました。心のモヤモヤが軽くなり、帰る時の足取りがすごく軽かったのです。いつもは寝つきが悪いのに、その夜はスッと寝られたのも驚きでした。

その後、肩こりなど、気になる症状がどんどん改善していきました。

4ヶ月間で、首が少し前に出ているような姿勢が、気がついたらまっすぐになっていました。左右の肩の高さも違っていたのが、まっすぐなラインになりました。

また、今まではパソコンをしていたら、すぐに肩がこっていましたが、それも軽くなりました。

靴下を履く時に常にふらついていたのが、片足立ちが楽にできるようになりました。足が軽くなって、階段も足がスッスッと上がるようになりました。

後、体温も上がったのです。「体温が上がると病気になりにくい」と聞いていたので喜んでいます。

こんな変化も、自分の体が自ら修正したのかと思うと感動しました。

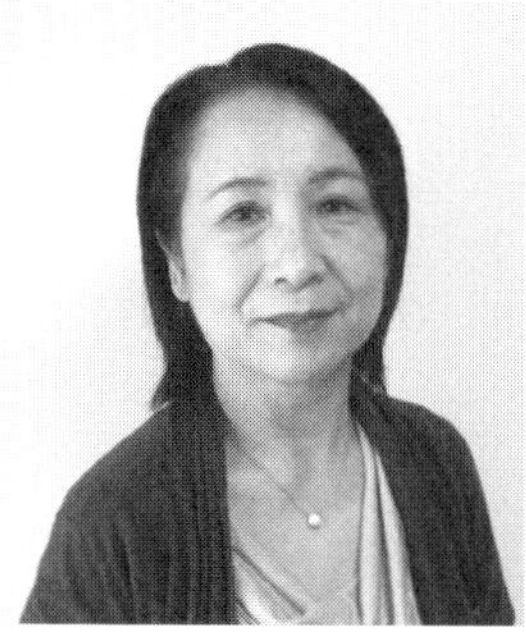
体だけでなく気持ちまで前向きになりました

もともとマイナス思考で、落ち込みがちな性格でしたが、ライオンあくび健康法を始めてからはあまり落ち込まなくなりました。
ライオンあくび健康法は私にとっての強い味方です。
自分自身の体の声を聞きながら、これからもメンテナンスをしていきたいと思います。

希望される方には、このライオンあくび健康法をどんどんお伝えしていきたいと思います。

20年間の寝たきり生活から奇跡の回復

M・Hさん　60代女性

40代に入ってすぐにウイルス性心臓弁膜症*と診断されてからは、胸はいつも苦しく、生活も家事をするので精一杯。後は寝たり起きたりという日々を約20年間送ってきました。

いくつも病院を変え、いろいろな民間療法も受けました。しかし、症状が良くなることはなく、途方にくれていたところ、友人にライオンあくび健康法を教えてもらいました。

ライオンあくびを始めてしばらくして、まず胸の痛みがなくなりました。6ヶ月経った頃からこむら返りが頻繁に起きるようになり、それが治まった頃には、今度は肩や手に痛みが出てきました。

それまで何十年も、肩こりや足のツッパリ感、不眠はあったのですが、改めてこのような症状が出てきたことで、自分の中の隠れていた弱い部分・悪い部分が一旦表に出て、それから治っていくような気がしました。自分の力で体を順番に治していくこの現象の素晴らしさに毎日感動していました。

あちらこちらに現れていた体の痛みが全て治まった頃、今度はものすごく眠れるようになり、同時に心の状態も大きく変化していきました。

今まで気になっていたことが気にならなくなり、わだかまりのない心で生活できるようになりました。最近では、幸せだなあ、という気持ちが湧いてきます。これから先の変化がますます楽しみです。

*心臓弁膜症

四つある心臓の弁は、それぞれが心室の収縮・拡張にともなって開閉し、血液の逆流を防止し、肺循環や全身の循環を維持している。この弁が何らかの障害が起こって上手く働かなくなるのが心臓弁膜症。ウイルスの感染によるもの、特発性の原因不明などがある。

たった3日で体温が上がり足の冷えが解消

菊地由慈さん　70代女性

ライオンあくび健康法と出合ったのは、「去年と比べて今年はちょっと力がなくなったな」と生活の中で感じていた頃でした。ライオンあくび健康法のＤＶＤを入手して、朝と夜寝る前の１日２回、実践するようになりました。

３日目から体温が上がり始め、まず、子どもの頃からあった足の冷えがなくなりました。11日目には脳幹だと思うあたりに、心地よいエネルギーが走るような感覚があって、「体のバランスが取れた」と感じた瞬間がありました。それ以降は、毎日、自分の体の調整が進んでいるように感じ、すっかり調子が良くなりました。

言葉では表現しづらいのですが、ライオンあくび健康法をしていると、誰か他の人に体の調子を整えてもらうのではなく、自分自身で全て整えられる、という感覚が起こります。

先生がＤＶＤでおっしゃっている通り、脳幹はまさにバッテリーのようなもの。そのバッテリーが充電されたので、体は素直に命を維持するために一番大切なところから修復していくのだと感じています。

精神的に、これまでは表面意識で物事に振り回されている自分がいました。

しかし、ライオンあくびをした後は真実は調和と愛から始まっているということが、理屈ではなく体で感じることができるようになりました。これまでいろいろ迷っていたのがおかしいくらいです。

世間ではアンチエイジングなどと盛んに言っています。でも、私は老いるということを拒否しないで、それを認めていこうと思うのです。

精神的にも肉体的にも自分自身の中の歪《ゆが》みは自然に調整され、もう、病気を治そうと頑張らなくていいと思っています。

脳幹が活性化することによって、免疫力が上がり、体が正しい方向に修正されていくのですね。そんな自分を今は心から愛《いと》おしいと思います。細胞1個1個に感謝しながら、この健康法を毎日しています。

他力ではなく自力でできる脳幹活性法を編み出して下さった先生に感謝します。たくさんの方々がこのライオンあくび健康法と出合い、健やかな日々を暮らせますようにと願います。

心をきつく縛っていた緊張が解け人と会話ができるように

H・Mさん　60代女性

家の事情で、幼少時代は非常に厳しい養母のもとで育てられ、おどおどしながら成長しました。

そのせいか、小学生に上がる頃から、誰かと話をする時は緊張してしまい、焦りから頭の中が真っ白になるようになりました。その状態は大人になってからも続き、ずっと人と落ち着いて会話をすることができずにいました。

そんな私を見て、友人がライオンあくび健康法を紹介してくれたのです。ただ友人を信頼して先生のところに行きました。

初めてライオンあくびをした時、目を上からぐっと押されるような感覚を覚えました。芋虫のように体中を包帯でぐるぐると巻かれている感覚を覚え、窮屈な感じがしました。でも、ライオンあくびを続けていくと、徐々にリラックスして、体が軽くなっていくのがわかりました。目が押されるような感覚はライオンあくびをする度に感じましたが、回を重ねるごとに楽になっていきました。

ふと気がついたら、会話をしている時も頭がすっきりして、相手の話を落ち着いて聞けるようになっていました。最近では会話も楽しめるようになったのでとても嬉しいです。家族との関係も良くなり、自分の状態も冷静に見れるようになりました。

20年間の引きこもり生活からの脱出。仕事もイキイキとできるように！

M・Hさん　40代女性

20年近く体がだるくて引きこもりがちになっていました。原因がわからないので、いろいろな病院を転々としたのですが、行った先々で違った病名を言われました。産婦人科では更年期障害と言われ、頭痛があったので脳外科に行くと三叉神経痛と言われ、薬局では自律神経失調症と言われました。うつ病と言われたこともあります。

そんな私を見て、友人がライオンあくび健康法を紹介してくれたのです。とにかく

「元気になれるのなら何でもやってみよう」という気持ちで受けました。

初めにライオンあくびを指導された時は、とにかくしんどく感じました。次の日もだるくて全く動けず、ずっと寝ていました。体がとても重たく感じられました。でも、その感じはその1日だけでした。その後、2回目以降から、体がだんだん軽くなっていくのがわかりました。

実は、ライオンあくび健康法を始める前に、勤めに出ることが決まっていて、「果たして自分に勤まるだろうか。体がもつかなあ」という不安があったのですが、いざ始まってみると、朝から晩までフルタイムで働くことができています。

これほど長時間働くのは何十年ぶりなのですが、不思議なくらい大丈夫です。以前の自分と比べたら、もう信じられないくらい元気になっていて、こんなに自分が良くなったから、家族や友人にもライオンあくび健康法をやるように勧めています。

このような嬉しい報告が数多く寄せられています。

次の章では、なぜ、ライオンあくび健康法がこのような効果を出せるのかについて詳しく説明していきましょう。

2章

探し求め、たどり着いた自然治癒力を高める根本療法

自然治癒力が極めて低下している現代人

今では自然治癒力という言葉も定着し、世の中では、「自然治癒力を高め、健康になろう」ということも言われるようになりました。

しかし、「自然治癒力とは何ですか？」と聞かれると答えられる方は少ないと思います。

自然治癒力とは、誰もが持っている生命維持の機能です。体には、生体の内部や外部の環境の変化にかかわらず、生体の状態を一定に保つ働きがあります。

医学的にはこの力をホメオスタシスと言います。私は、その力を自然治癒力と呼ぶのだと考えています。

この力は何も特別な時だけに働いているわけではありません。体温が下がれば上げてくれるし、体温が上がり過ぎれば下げてくれます。切り傷ができれば治してくれますし、熱や痛みを感じるのも病を治そうとする自然治癒力の働きです。

多少具合が悪くても「寝れば治る」と言うのは、皆さんが本能的に自分に自然治癒力が備わっていることを知っているからです。

では、自然治癒力があるのに、なぜ、多くの方が腰痛や頭痛などで苦しんでいるのでしょう?

自然治癒力があるなら、病気も痛みも自分で治せると思いませんか?

自然治癒力があるのに多くの方が様々な症状に悩んでいるのは、自然治癒力の低下が起こっているからです。

自然治癒力の低下によって、自力では体の不調を治せなくなっているので、多くの方が病院で治療したり、代替医療を受けざるを得ないのです。

薬などを使えばその症状を一時的に抑えることはできます。しかし、それと同時に自然治癒力を弱めることにもなります。

自然治癒力を高めるとされる様々な施術もあります。薬や注射を使わずに、薬草や自然の道具などを使って、「自然治癒力の回復を待つ」という試みもありますが、自然治癒力の実態やその高め方は、一般的にはまだ明確になっていないというのが現状です。

ライオンあくび健康法の指導を始め、脳幹が体に与える影響を見続けてきた結果、「脳幹の生命エネルギーの強弱が、そのまま自然治癒力の強弱である」という明確な答えを見つけることができました。今ではそれを確信しています。

症状に働きかける対症療法と問題の根本を改善する根本療法

これまでの医療や施術では、自然治癒力に確実に働きかける方法がないまま、体を治そうとするという方法が取られてきました。

一般的に、症状に対する療法には二つの種類があります（次図）。

一つ目が不調の症状を軽減させようとする対症療法です。対症療法は直接その症状に働きかけるので、すぐに効果が出やすいというメリットがあります。ただし、「どうしてその症状が出ているのか」という原因に関しては後回しにされるため、同じ症状を繰り返しやすいというデメリットがあります。

対症療法と根本療法の違い

	対症療法	根本療法
治療目的	症状によって治療する部位が変わる 症状緩和を目的とする	脳幹の働きを活性化させ、自然治癒力に任せる
治療方法	治療側が外側から刺激を与え調整する	自然治癒力により自分の内側から調整する
治療直後の変化	その場での爽快感、軽快感が感じられることが多い	手足がポカポカ暖かくなってくる 全身の緊張がとれてくる 重心のバランス回復
治療後の経過	治療当日または1～2日をピークに時間の経過とともに元に戻ってしまう	脳幹が活性化し、自然治癒力によって時間とともに改善していく

もう一つが症状を起こしている根本的な問題点に焦点を当て、その問題点を改善し、同じ症状を繰り返さないように働きかける根本療法です。

もし、原因が改善できれば、再発を防ぐことができます。ただ、何が問題なのかを特定するのに時間がかかったり、原因そのものを見つけられない場合もあります。多くの医療や施術が対症療法に向かってしまうのは、仕方がない面もあるのです。

どちらの方法にも長所、短所があり、選択は自由です。

ただ、私は自らの苦しい経験から、対症療法ではなく、症状の根本的改善を求める道を選びました。そして、脳幹に着目した結果、誰でも手軽にできるライオンあくび健康法が完成したのです。

もちろん、脳幹に着目した人は、私が初めてではありません。

しかし、実際に自分で脳幹を活性化させ、自然治癒力を高められる方法は、これまでなかったのではないかと自負しています。

頸椎《けいつい》は矯正《きょうせい》してはいけない

そもそも、私が最初にかかわったカイロプラクティックには、「脳幹を活性化させる」という理論があります。

具体的に言うと、首の骨の頸椎の1番目と2番目がずれている場合、この部分を矯正すると、流れにくくなっていたエネルギー信号が脳からスムーズに流れ出すという考え方です。

頸椎の1番と2番を調整するには、レントゲンを撮って頸椎の歪《ゆが》みを確認し、「横に

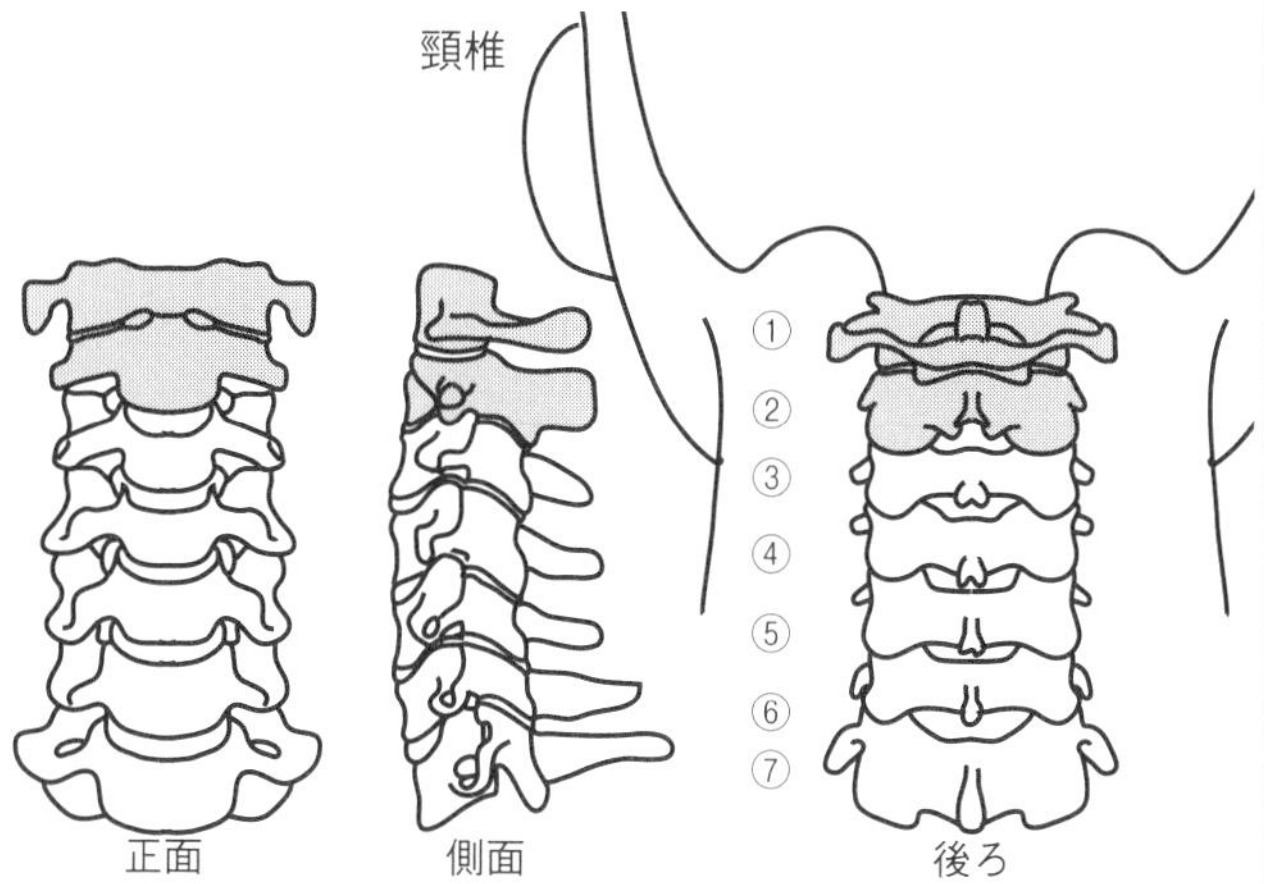

大切な第１頸椎と第２頸椎

ずれている」「ねじれがある」などの位置を割り出します。そして、その歪んでいるとされる部分に瞬間的に強い圧をかけ、強制的に調整します。これをアジャストメントと言います。

ただ、このアジャストメントは、体にとって強烈な刺激となるので、私自身はとても危険な対症法だと感じていました。

海外では、首の骨の中を通っている椎骨動脈が破裂したケースの調査結果で、その症状が起こった1週間以内にカイロプラクティックの施術を受けた人の数が受けていない人の数の5倍という統計も出ています。

この件に関しては、事実関係をしっかり

調べなければいけません。しかし、これは「椎骨動脈に損傷を与えている危険性がある」という一つの可能性を示していると思います。

実は私自身も30年前はアジャストメントを行っていたことがあります。その結果、劇的に改善する方もいましたが、効果が出にくい方も多くいました。私は高いリスクがあるのに、その確実性が低いため、扱うのをやめたのです。

その後、脳幹に注目して初めてわかってきたのは、骨というのは「右にずれているから左に戻す」という単純なものではないということです。

関節の歪みが元に戻っていく時は、複雑に絡み合った組織が影響し合い、様々な動きをしながら元に戻っていきます。

言い方を変えれば、一方向からの力を強く加えて調整するのは、無理があるということです。体は全体でバランスを保っているので、ある一部分だけを無理に矯正したら、今度は別の部分に影響を与えてしまうのです。

「骨は強制的に矯正してはいけない」というのが、今の私の持論です。

脳幹こそが体の本来あるべき基準を決めている

脳幹の働きは姿勢にも関係しています。例をあげて説明していきましょう。

67ページの図Aと図Bを比べてみてください。

まっすぐに立っているAのような状態が、本来の理想的な状態です。

Bは右肩が上がり、右の骨盤が上がっています。その場合は右足が短い状態になります。

仮に図Bの右足が2センチ短くなったとします。

さて、このような場合、どう調整したらいいのでしょうか？

一般的に考えられる方法としては、右の骨盤を下げるか、左の骨盤を上げるか、あるいは長い方の足を短くするか、短い方の足を長くするかということになります。

そして、多くの整体関係のマニュアルでは短い方の足に問題があると判断し、短い方の足を2センチ伸ばしてそろえようとします。

果たしてそれは正しい判断なのでしょうか？

真の意味でその行為を正しく診断できる人はいません。どちら側にどれだけ問題があるのかは誰にもわからないし、簡単に決めつけることはできないのです。

本当は左足が1センチ長く、右足が1センチ短いのかもしれません。多くの医療や施術は、本来あるべき正常な状態がわからないまま調整しているのです。

では、どこを基準にするべきなのでしょう？

例えば家が傾いた場合、土地に対して水平と垂直の基準がはっきりあるので、大工さんは柱の傾きを直すことができます。

しかし、人の体は1人1人違い、また、日々、体調も変わるので基準を設けることはできません。

それでは体の基準を知ることは無理なのでしょうか？

実は、その基準を決めているのが他でもない脳幹なのです。

その人の体の基準に戻したいのなら、脳幹に本来あるべき状態に戻るよう委ねるしかありません。自分自身の力で自分の体を調整させることが、間違いのない究極の調

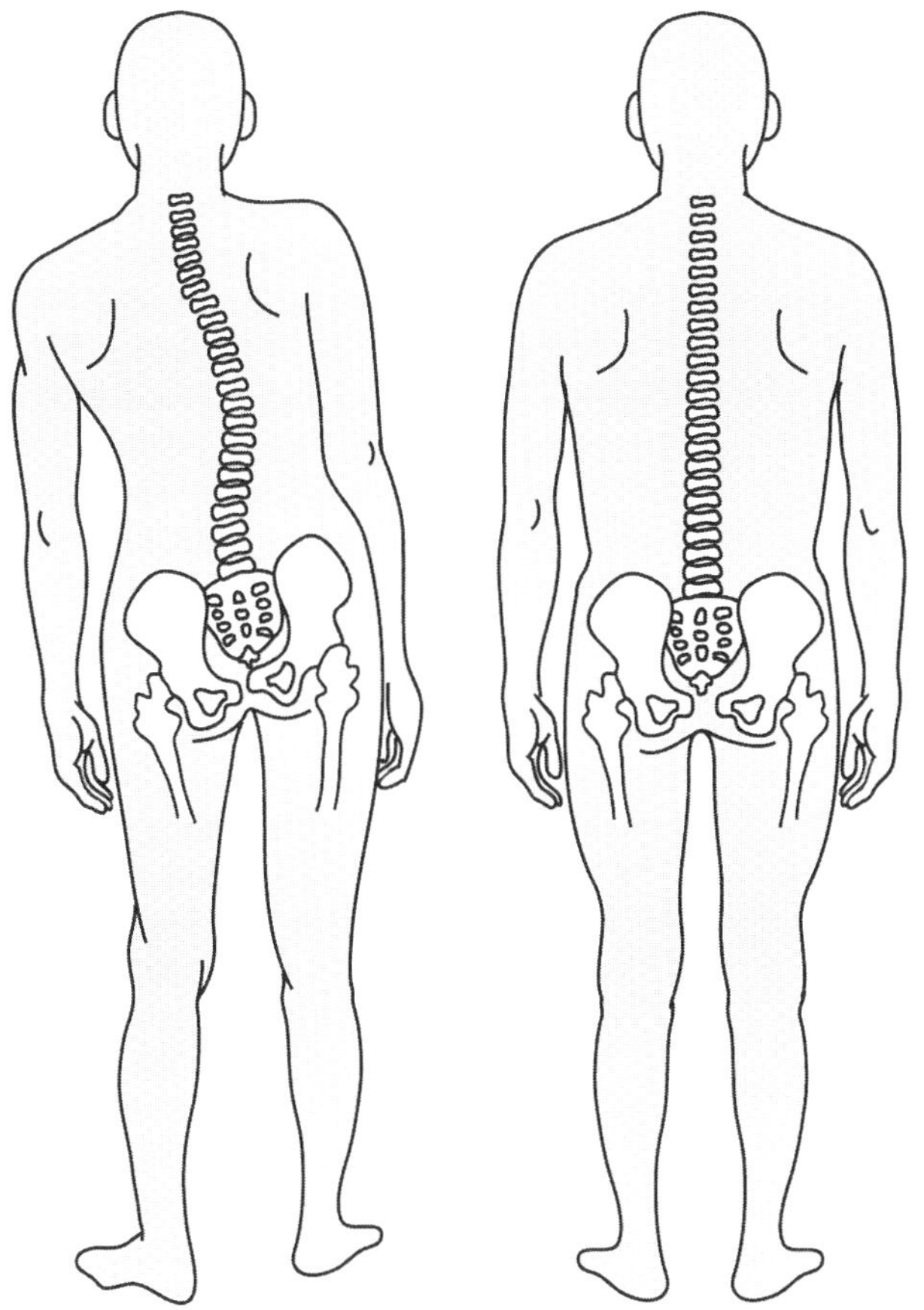

姿勢にも関係している脳幹の働き

整法です。

足の長さがアンバランスになっているのは、単に骨盤が歪んでいるだけではなく、何か他に要因があることも考えられます。体の不調和のバランスを取るために、あえて長さの差が生じたかもしれないのです。外から一部の状態をみて、「右足が短いですね。では、そろえましょう」というものではないのです。

私たちの体は常にバランスを取り続けています。そして、全ての症状は自然治癒力が働いた結果、起こっています。もっと自分自身の体の基準を大切にする必要があると私は考えています。

健康な人は脳幹からエネルギーがしっかり流れている

数多くの臨床の結果、私は健康な人は体全体にエネルギーが満ちていることを知りました。また、体の不調を訴えている人はそのエネルギーが滞っていることが、手で触れればわかるようになりました。

こんなことを言うと、不思議なことを言うと思われるかもしれません。しかし、このエネルギーをとらえる感覚は、決して特殊能力ではありません。もともと施術者が「人の体の気やエネルギーを感じやすい」というのは、よく言われることです。いわゆる、職人技と呼ばれるものと同じだと私は思っています。

例えば、寿司職人がシャリを1つかみつかんだら250粒プラスマイナス10粒だったとか、牛丼屋の店員がお玉で1すくいした牛丼の容量の誤差が1グラムから2グラムという話をよくテレビで見かけたりします。

普段そんなことをしていない人から見たら、その技術は確かに神技に見えます。しかし、同じことを繰り返し行い、その感覚を研ぎ澄ませていけば、人間には磨かれる能力があるのだと思います。

最近では、ライオンあくび健康法の指導を2日間受けただけで、エネルギーの流れがわかる人も出てきています。皆さん、あまりにも短期間で習得していくので、「これは本当に特殊能力ではない」と確信を持って言うことができます。

では、一体、エネルギーが流れていく感覚とは、どんな感じなのでしょう？

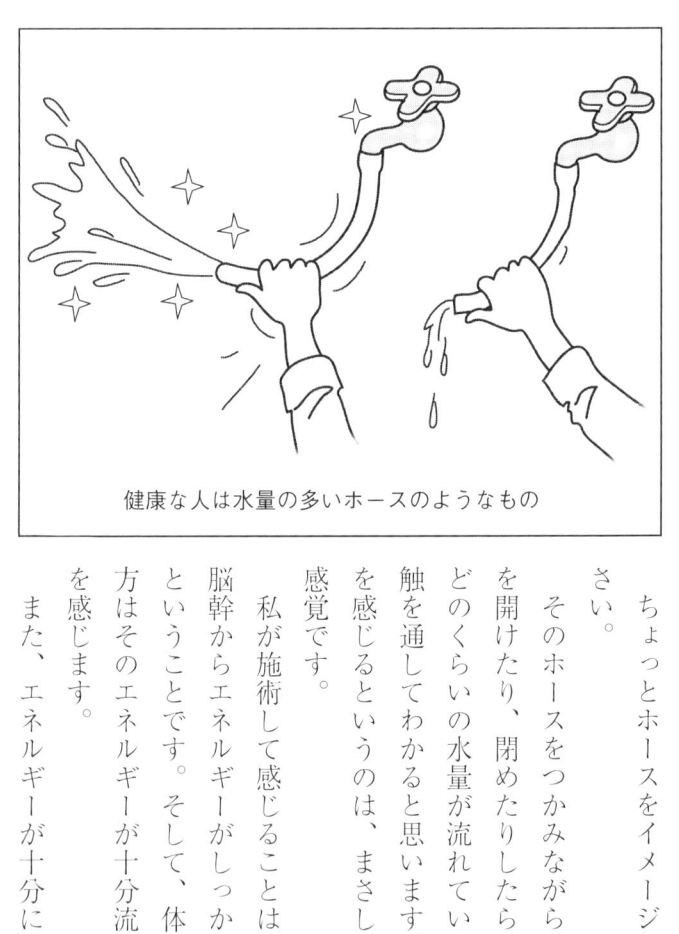

健康な人は水量の多いホースのようなもの

ちょっとホースをイメージしてみてください。

そのホースをつかみながら、水道の蛇口を開けたり、閉めたりしたら、ホース内にどのくらいの水量が流れているか、その感触を通してわかると思います。エネルギーを感じるというのは、まさしくそれと同じ感覚です。

私が施術して感じることは、健康な人は、脳幹からエネルギーがしっかり流れているということです。そして、体の調子の悪い方はそのエネルギーが十分流れていないのを感じます。

また、エネルギーが十分に流れてない人

が、施術後、良い状態になると、ホース一杯にエネルギーが力強く流れている感じに変わります。

私は、こうした経験を数多くしていくうちに、健康と呼ばれる状態を理解し、「脳幹が自然治癒力をコントロールしていることは間違いない」と確信するようになりました。

脳幹は生命エネルギーの「充電池」

現代では、科学的にも医学的にも、人間の体の神経には電気的なエネルギーが流れていることが証明されています。私が手の平で感じることができるそのエネルギーはまさしくその電気的なエネルギーです。

私はこれを生命エネルギーととらえています。

そして、人の体を機械にたとえると、人の神経の経路は、電気の配線と同じ役割をしていることになります。

その配線に生命エネルギーが流れて、初めて体は動きます。内臓も心臓も体の全ての機能がこの生命エネルギーを使って動いているわけです。

この生命エネルギーを管理しているのが脳幹です。

体全体に流れる生命エネルギーは、食べ物を消化したり、物事を考えたり、体を動かすといった活動に振り分けられます。

また、寝ている時、休憩時の間は、エネルギーの充電が行われるのと同時に、体の悪い箇所の修復を行っています。寝ている間も体は絶え間なく働いているのです。

ところで、この生命エネルギーは電池と同じく使用できる量が決まっています。

家で1度にたくさんの電子機器を使った時にブレーカーが落ちるのは、全体で使用できる電流の量が決まっているからです。それと同じことが人間の体にも起こっていると理解していただけたらいいでしょう。

この生命エネルギーの容量が一杯の場合、それぞれの活動に余裕を持って振り分けることができます。

仮に生命エネルギーの容量が、2000ワット分あったとしましょう。

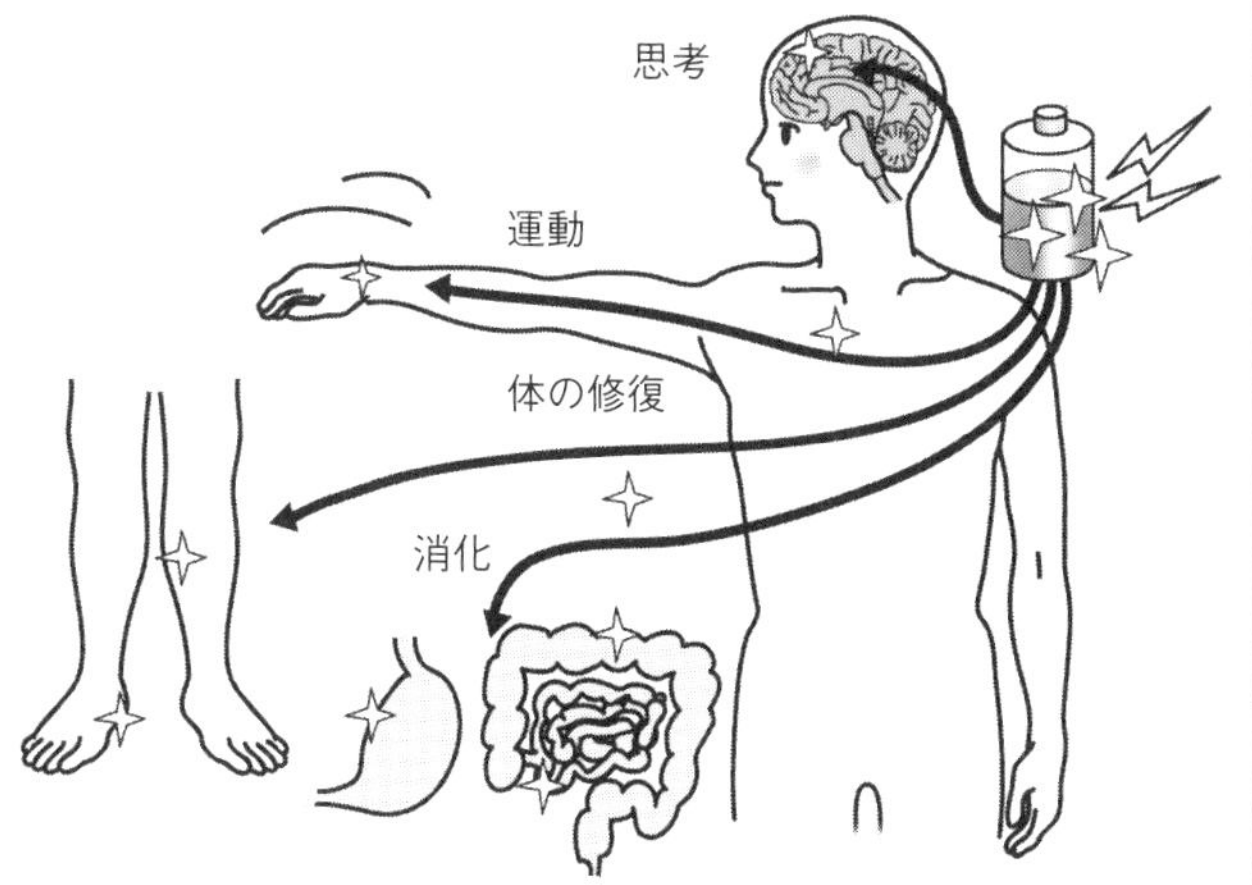

脳幹から生命エネルギーが分配される

食べ物の消化に500ワット、体を動かすのに500ワット、思考に500ワット使ったとすると、夜寝る時に残っているのは500ワットになります。その500ワットで体の悪い所を修復することができます。

ところが脳幹の働きが低下すると、使い過ぎた携帯の電池と同じように、フル充電で2000ワットのところが、1000ワットしか充電できないということが起こります。

つまり、その状態が「脳幹の働きが低下している」（休んでも体力が元に戻らない）ということなのです。

優先順位の高いものから体の修復が始まる

生命維持のために、体は優先順位の高いものから順番に生命エネルギーを使います。まず、優先順位のトップは傷や怪我などの修復です。傷などができて出血すれば傷を治しにかかりますし、骨折したら必死で骨をくっつけようとします。生きるための最優先事項です。

その次に優先順位が高いのが消化や思考になります。消化も思考もストップしてしまったら生活できませんから、それらに使われるエネルギーが惜しまれることはありません。

このように優先順位が高いものから順番にエネルギーが注がれ、夜寝る頃には、エネルギーはほとんど残らない状態になります。寝ても疲れが取れないというのは、生命エネルギーが足りないため、疲労回復に十分なエネルギーが費やされなかった結果なのです。

その状態が何ヶ月、何年間と続くと、「休んでいるのに疲れが取れない。何となく健康状態が優れない」という状態になることもあります。

では、機能が低下している脳幹を元通りに容量一杯に充電するにはどうしたらいいのでしょう?

答えは簡単です。

脳幹を活性化させればいいのです。

実は、脳幹は電池と同じようにリフレッシュすることができます。元通りの容量を充電できるようになれば、必要な部分にエネルギーを送れるようになるので、体を修復することが可能になります。

クライアントの頭を触ると、私は脳幹の状態が感じられます。

健康な方の脳幹は、少し触れても崩れることのない水々しい豆腐のような感じがします。脈動しています。

脳卒中を起こしそうな人は、その豆腐がもろくて崩れそうな感じがします。それを感じた時は非常時ですので、すぐに病院を紹介しています。

不調を抱えているクライアントの脳幹は、その症状にかかわらず、豆腐の水分が抜けたような硬い感じの方が多いようです。そういう方の脳幹が活性化すると、乾いた大地に水が少しずつ浸透していくような感じで、脳幹に潤いが戻り、プルプルした状態になっていきます。

その状態になった時、ようやく生命エネルギーが満たされた状態になり、生命エネルギーがくまなく全身に送られるようになります。

それが脳幹の健康な状態です。

体の不調を抱えられている方には、新鮮で水々しい脳幹の状態を取り戻していただきたいと切に願います。

背骨の歪みを治せないほど低下している脳幹の働き

カイロプラクティックの理論では、首の骨である頸椎が歪んだ結果、脳幹の働きが低下し、生命エネルギーが流れなくなると言われてきました。

しかし、私はある時期からこの理論は逆だと思ってきました。

それは次のような経験をしているからです。

体には神経がたくさん通っています。神経は体全体に生命エネルギーを運ぶ重要な働きを果たしています。

その神経に生命エネルギーが勢いよく流れ始めると、人の体は生命力に満ちた状態になります。

神経の通り道を先ほどと同じようにホースだと思ってください。この場合は、ビニールのホースではなく、布製のホースをイメージしていただけるとよりわかりやすいと思います。

脳幹が活性化すると、水道の蛇口を全開したのと同じように、勢いよくエネルギーが流れ出します。

その流れの圧力でホースがぐんと伸びて、どんどん生命エネルギーが流れるようになります。

しかし、蛇口を少し閉め、流れるエネルギー量を少なくすると、エネルギーもちょ

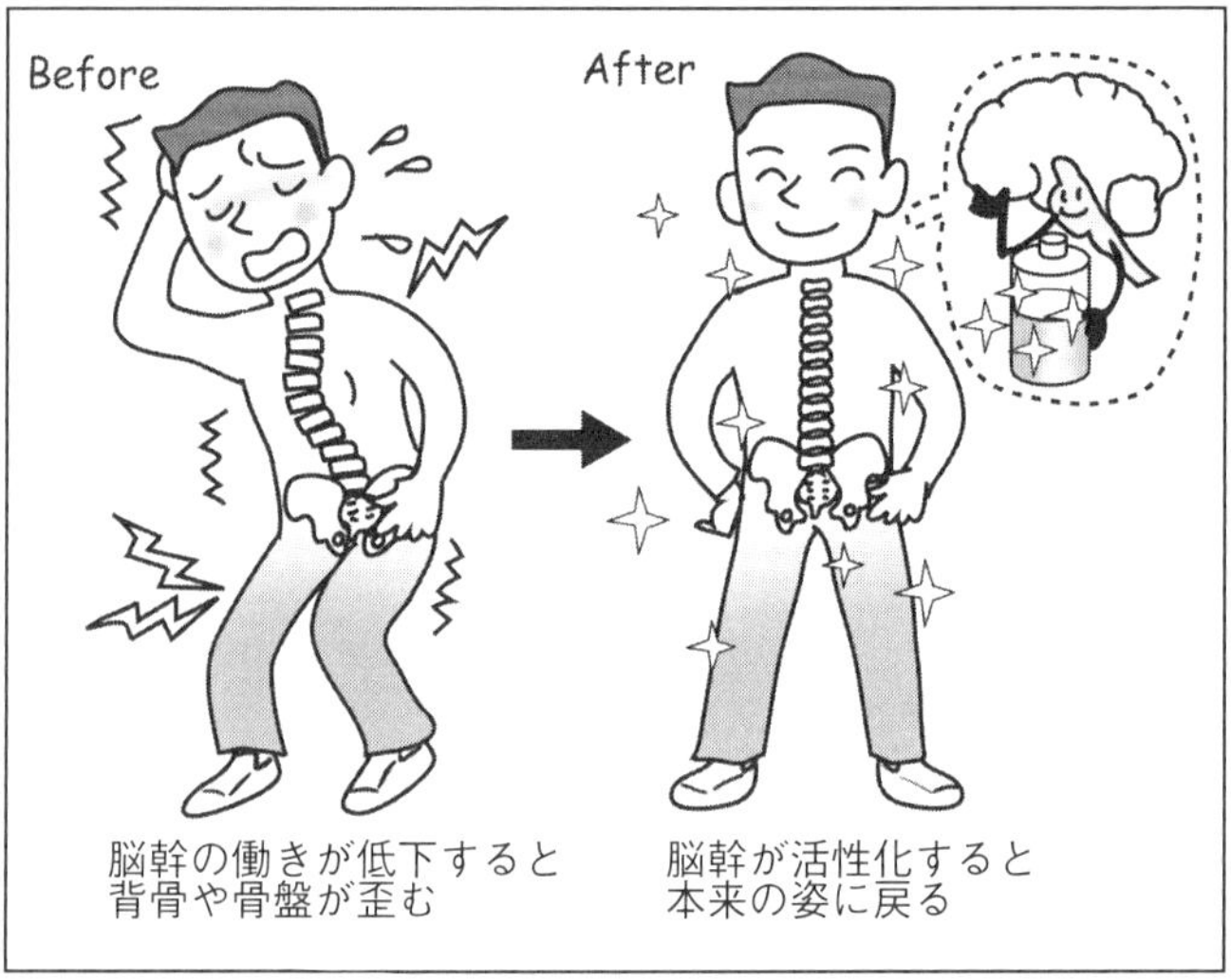
Before
After
脳幹の働きが低下すると
背骨や骨盤が歪む
脳幹が活性化すると
本来の姿に戻る

ろちょろとしか流れなくなるので、ホースはひしゃげ始めます。

つまり脳幹が活性化し、神経の通り道に生命エネルギーが勢いよく流れ始めると、内側からの圧力で背骨や骨盤の歪みが本来あるべき状態に戻り始めるのです。背骨はいくつもの骨で成り立っているので、この修正は頭の方から順に全ての背骨が動くように起こってきます。

長年、こうした事実を見てきた結果、私は頸椎が歪むから脳幹の働きが低下するのではなく、頸椎の歪みを治せないほど脳幹の働きが落ちていることが問題なのだと理解するようになりました。

肩こりの正体は頭の重心のずれにあった

体は地球の重力に対して、無意識のレベルでバランスを取っています。寝ている時以外、体は常に地球の重力に対してバランスを取り続けているのです。特に頭を支えるのは大変な仕事です。頭は平均して体重の10分の1の重さがあると言われ、その重い頭を細い首とそれに続く肩や背中の筋肉が支えています。例えば、81ページのイラストのように、体を前に倒すと、前に倒れないように背中の筋肉が緊張します。

後ろ側に反れば、腹筋が緊張して上半身が後ろに倒れるのを防ごうとします。頭の重心が左にずれれば、右の首と右側の肩の筋肉が張ります。頭が前にずれれば、首の後ろ側と背中の筋肉が張ります。

それは脳が行っている重力に対する筋肉の自動的反応です。現代人は姿勢の崩れている人が多いので、肩や背中の筋肉は常にバランスを取って筋疲労を起こしています。

それが肩こりの正体です。

ですから、筋肉の緊張をマッサージなどで緩めても、重心がずれたままならば、頭が傾いてしまわないようにバランスを取らないわけにはいきません。そうして、またすぐに首や肩の筋肉は張ることになります。

このように根本的な要因を解消していないので、何度もこりを繰り返すのです。

先ほど述べたとおり、脳幹が活性化すると、生命エネルギーが勢いよく流れ、体の中心軸が自動的に調整されます。

それは、脳幹が活性化すると、東洋医学で言われている脳の中心部にある上丹田と、中丹田と呼ばれる胸の中心部、お臍のすぐ下にある下丹田の3つの丹田が活発化して、バランスがとれるからです。すると、それぞれの丹田の中心部が体の軸として一直線になり、地球の中心と繋がります（本書裏カバーのイラスト参照）。

重力に対して、頭の先から地球の中心まで一本の線で繋がったようにまっすぐに立つことが可能になった時、体は前後左右に引っ張られることがなくなり、全身から無駄な力が抜けます。それが人の体として、最も力を発揮しやすい理想的な状態なので

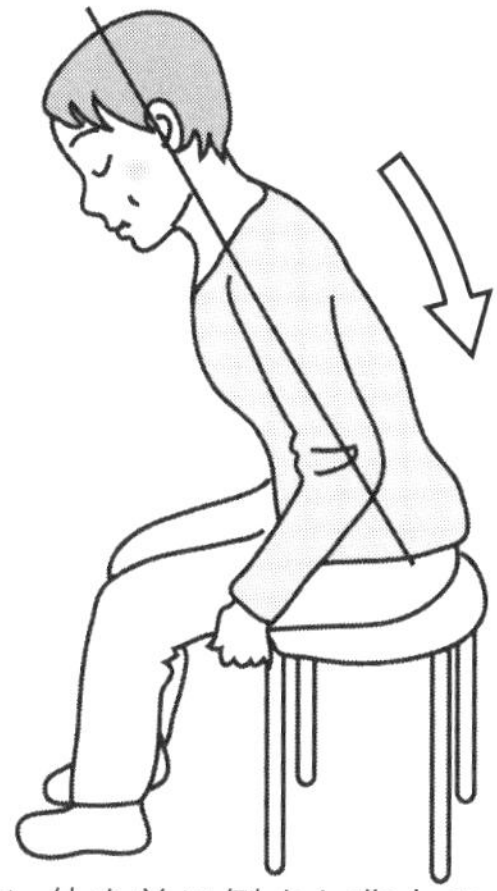

1 体を前に倒すと背中の筋肉が張る

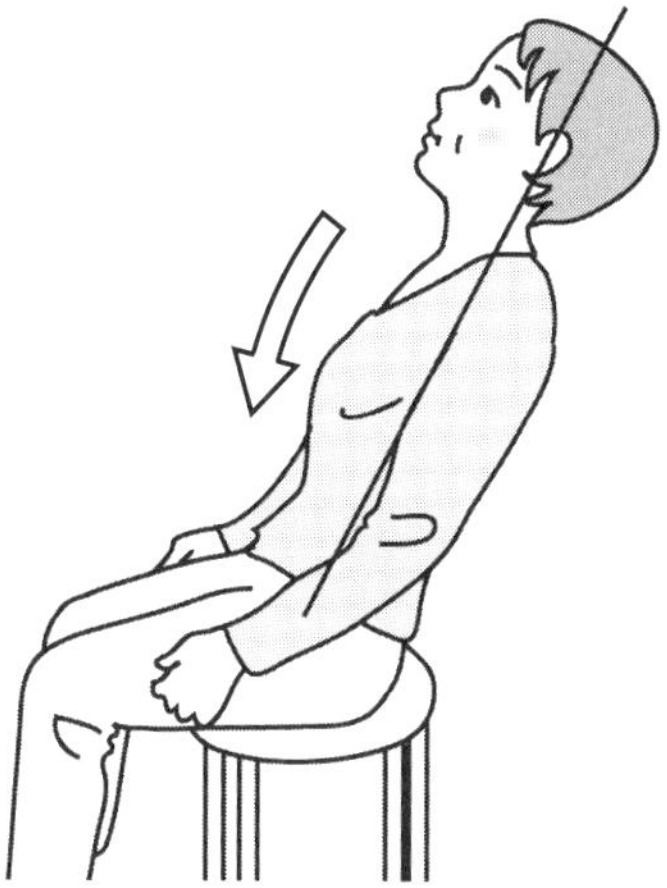

2 後ろに反ると腹筋が張る

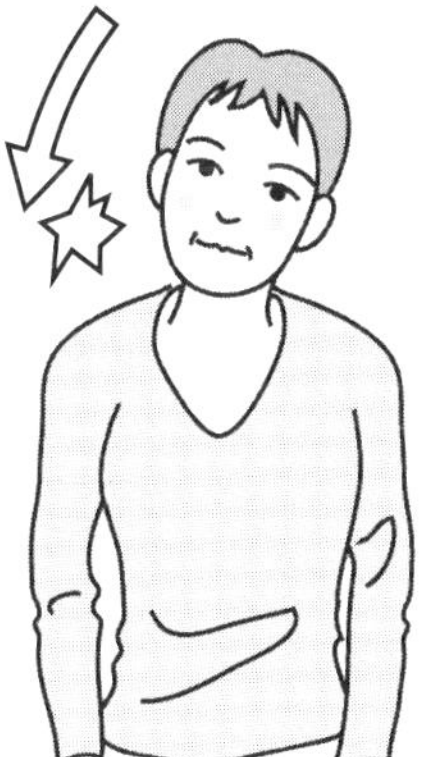

3 頭の重心が左にずれると右の首、肩の筋肉が張る

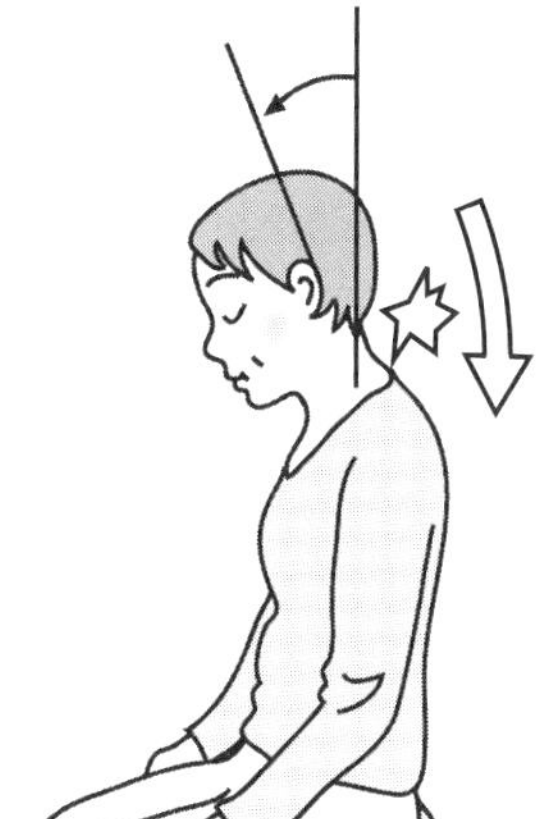

4 頭が前に傾くと首、肩、背中の筋肉が張る

す。

肩こりは悪いもののように扱われていますが、必要があって生じているものです。もし、本当に筋肉を緩めて楽になりたいのなら、体を本来の姿勢に戻すのが一番です。そうなったら、もう、肩こりもなくなるでしょう。

この理論は、私の施術の中で、また、ライオンあくび健康法で、とても大切にしている部分になります。

古来より伝えられている人の能力を活性化させる秘術や、達人と呼ばれる域に達している武道家や一流スポーツ選手が体の中心軸を大切にしているのは、この理論を自然に使っているからだと言えるでしょう。

脳幹の活性化が直観力と感覚を磨く

生命エネルギーが循環すると、内臓機能が活発に活動し始めます。睡眠の質が高くなるので、熟睡できるようになります。また、基礎体温も上昇します。

中には歩行の速度が速くなったという方もいます。これは、筋肉や関節がしなやかに動くようになるからです。

さらには、気持ちにも変化が起こります。ライオンあくび健康法をした後は「こだわっていたことがどうでも良くなりました」と言う方が非常に多いのです。

それは脳幹が活性化されると、大脳が支配している思考の過剰な活動が落ち着くからだと私は考えています。

現代人は幼い頃から思考教育を受けているせいか、自分の感覚よりも知識や記憶からもたらされる思考を大切にする傾向があります。

思考は生きていく上で必要です。しかし、あまりにも思考が働き過ぎると、物事を複雑にとらえるようになり、悩み事や考え事が始まります。

その結果、人が本来持ちあわせている直観力やインスピレーションを押さえ込んだり、衰えさせたりします。

しかし、脳幹が活性化すると、自然に直観力やインスピレーションが働くようになり、物事を必要以上に複雑に考えることが少なくなります。

そうなると、今度は自分にとって必要なものを理解する「感じる機能」も蘇ります。頭で「この食べ物は着色料がたくさん入っているから、食べない方がいいだろう」と考えるのではなく「この食べ物は何だか食べたくないなあ」という感覚を受けるようになります。これは生物が生きていく上で大切にしなければならない動物的な勘、原始的な感覚です。

脳幹の活性化は、生きるために必要な直観力を磨き、感覚も活性化させます。私が手の平で感じる生命エネルギーの流れもこの感覚を使っています。それは特別なことではなく、多くの方がその感覚を忘れているだけなのです。

過去の傷から順番に癒え始める

脳幹が活性化すると、これまで抑制されていた体の機能が働き始めます。そのため、過去の古傷や薬で抑えていた症状、既に何年も前に癒えたと思っていた体の傷みなどが一時的に表面化してくることがあります。

これは好転反応です。これらの症状は気づいていなかっただけで、癒えずに体内に存在していたものです。

先日も元野球選手だった方から、「ライオンあくび健康法を毎日やっていたら、急に肩が疼《うず》き始めました。学生の時、その部分に痛み止めをたくさん打っていたのですが、これもその反応ですか?」と問い合わせがきたことがあります。

まさにその通りです。

脳幹が活性化すると、治りきっていなかった部分が順番に浮かび上がり、修復されていきます。どのような変化が、どのような順番で起こるかは誰にもわかりません。ただ、脳幹がその人にとって無理なく、理想的な状態で健康に向けて調整を始めます。

その元野球選手も、肩の疼きが治まった後は、若い頃と同じくらい肩が軽く動くようになったと喜んでいます。

このように、自然治癒力が働き始めると、自分の体がもとの良い状態に戻るように一生懸命働きかけます。癒されていなかった全ての症状が出終わった時、初めて健康を取り戻すことができます。

章末コラム

ライオンあくび健康法を推薦する専門家の声Ⅰ

不可能と言われていた脳幹の活性化を促す素晴らしい健康法

㈱七田チャイルドアカデミー　浅間大介さん　40代

私は子どもたちの能力開発を仕事としているので、脳の研究も自分なりにしてきました。様々な実験を行ってきましたが、脳幹を刺激することの大切さは誰よりもわかっていると思います。実際、脳幹を刺激して、「自閉症の子どもが言葉を発した」「精神的病の改善が見られた」という事例も私の周りでは多くあります。

人間の体にはたくさんの機能があり、そのどれもが大切ですが、中でも生命維持機能を司る「脳幹」が重要であると確信しています。

そのため、ライオンあくび健康法の存在を知った時はとても興味を持ちました。早速、体験し、家でも毎日、ライオンあくび健康法を行うようにしました。

その結果、2週間で肩がこらなくなり、それまで週に4日程通っていた接骨院にも行かないで済むようになりました。こんなことは10年間で初めてです。

急に行かなくなるのも気がひけて、しばらくしてからいつもの接骨院に行きましたら、「この半年で一番こめかみの所が柔らかい」と言われました。また、1日に5時間はパソコンの前に座りますが、いつのまにか以前より姿勢が伸びている自分に気がつきました。

脳幹は、生まれてから1歳半までに適切な刺激により発達していきます。そのため、成人してから脳幹を刺激し、脳内の神経伝達を良くすることは、これまでの医療の現場では非常に難しいとされてきました。

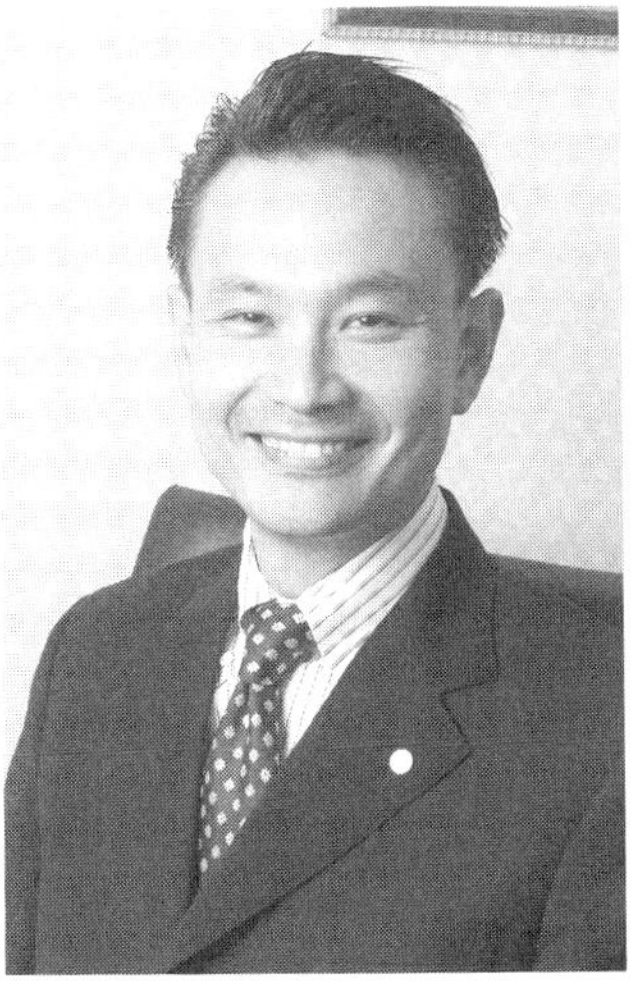
ライオンあくび健康法は「万能健康法」

しかし、この健康法を始めて、劇的に肩こりが減少したという事実は、脳幹を刺激して血流が良くなっているという証です。

「自己治癒力」を高めるということはこういうことなのかと、多少なりとも能力開発を目的としている者として納得した感じです。

脳幹に刺激を与える方法は、ライオンあくび健康法の他にもあると思います。ただ、いくつかの手段の中でも、この健康法は非常にシンプルで効果が高いと言えるでしょう。

国は医療費に莫大な国家予算（約30兆円）を割いています。でも、この健康法は予防医学にも対症療法にもなる、最高の健康法だと感じています。

このライオンあくび健康法は広範囲のものに効く「万能健康法」です。

また、健康になるだけでなく、続けることで右脳の能力開発にも繋《つな》がるのではないかと考えています。なぜなら脳幹は直感力を磨く源だからです。

駒川先生がライオンあくび健康法を開発したことは、大げさではなく日本の国益ではないかと考えています。

とにかくいいものなので、現在は知り合いにもどんどん紹介しています。実践した人は、皆口をそろえて「楽になった」と言います。この輪が広まってほしいと思います。

3章

全ての生命活動を司る
健康の要・脳幹

脳幹は人体の生命を管理する中枢

さて、この章ではもう少し脳幹について詳しく述べてみましょう。

脳は大脳と小脳と脳幹という三つの部位で構成されています。

このうち大脳はいわゆる、左脳や右脳と言われている場所で、この部分は高等動物になっていくほど発達していきます。具体的な名前でいうと、前頭葉、側頭葉、頭頂葉、後頭葉と呼ばれる場所で、主に言語や思考、記憶などの複雑な機能を司っています。


小脳は人間の平衡感覚を制御しています。立つ、歩く、走る、座るなど行動に必要な平衡感覚を司っています。

脳幹は、大脳の奥、脳の中心部よりやや下に位置しているところにあります。

後頭部の奥、鼻の奥の辺りにあり、脳の一番奥深くに存在し、直接触れられない部分にあります。

脳の断面図

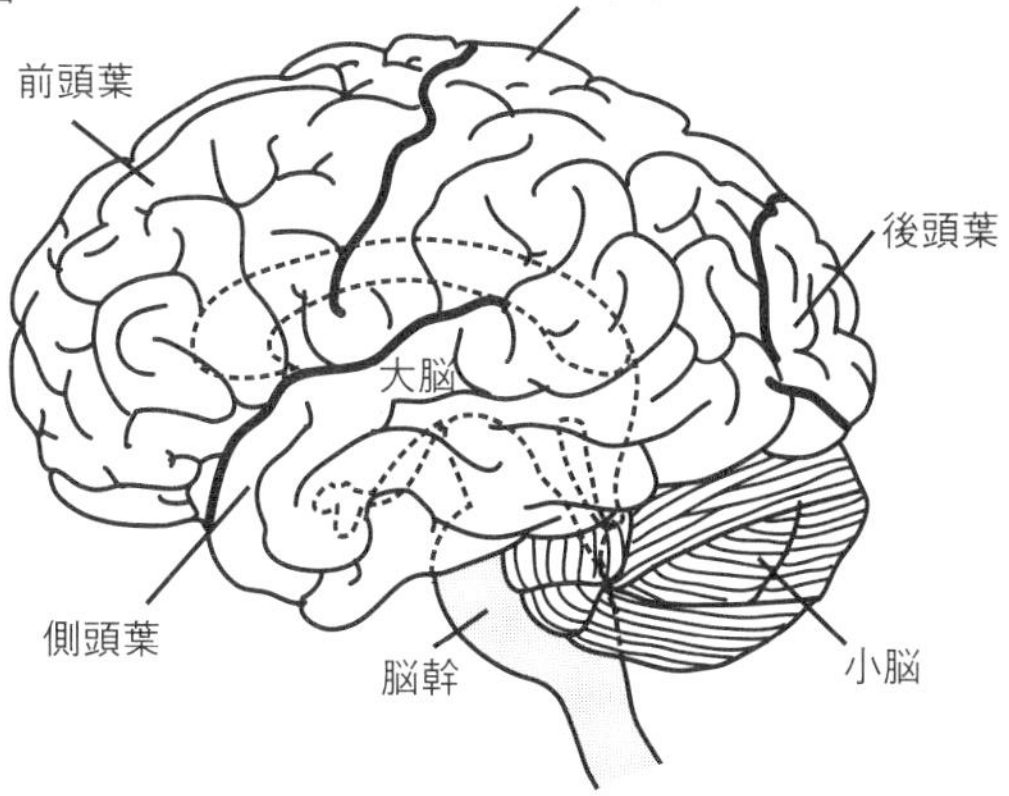

脳幹は生命維持のコントロールセンター

脳幹は生命の根本的な機能を全て管理しています。そのため、原始脳、生命脳と呼ばれることもあります。

爬虫類以上の全生物が持っているので、爬虫類脳と呼ばれることもあります。それだけ生物にとってなくてはならない働きをしている部分と言えるでしょう。

例えば、大脳が死んだ状態を植物人間と呼びますが、脳幹が死んだ状態は脳死状態と呼びます。医学的にも、「脳幹で生命を判別している」と言えると思います。

脳幹は言ってみれば、生命を維持するためのコントロールセンターです。自律神経の中枢であり、内分泌系のコントロール、免疫系のコントロール、姿勢とか筋肉のコントロールなどの中枢的な役割を果たしています。

脳幹の主な働きには、次のようなものがあげられます。

・自律神経のコントロール
・ホルモン分泌の管理
・呼吸の管理
・体温の管理
・睡眠の管理
・食欲の管理
・感覚の管理
・歩行や姿勢の制御

肉体機能を管理する多くの中枢器官が脳幹のエリアに集中しています。脳幹とは人間の体の生命部分を制御している中枢になります。

脳幹が活性化すると多岐にわたる効果が期待

生命の中枢である脳幹が活性化されると、生命エネルギーが脳幹から末梢へ、中心から外側へと流れ始め、バランスを崩していた筋肉や骨格が調整され、内臓機能も活発に働き出します。

私の経験では、現代人の多くの脳幹は、その活動率が本来の活動率の20～30％程度にまで低下しているのではないかと感じています。

それを100％まで活性化させることができれば、今まで起こりえなかった変化が体に起こり始めます。

実際にライオンあくび健康法を実施した場合、期待される体の変化には次のようなものがあります。

【ライオンあくび健康法による代表的な効果】

・重心のバランスが整う
・骨格系・関節の歪《ゆが》みが整う
・筋肉の緊張が緩み、無駄な力みがなくなる
・関節に柔軟性が出る
・内臓機能の活発化
・基礎体温の上昇
・熟睡できるようになる
・疲労感の消失
・食欲の適正化
・精神面の安定

このように、多岐にわたる効果が予想されます。

現代人の過剰な食生活が脳幹の働きを鈍らせている

2章で述べましたが、肩こりや腰痛などの慢性的な疾患の修復に生命エネルギーが回りにくいのは、その優先順位が低いからです。優先順位は生命の危機に関することが一番高くなります。そして、その次に優先順位が高いのが消化活動になります。

意外に思った方もいるかもしれませんが、ちょっと考えてみてください。

食事をして、「今日は生命エネルギーが足りないので、明日消化することにします」となったら、どうなると思いますか？

そんな調子で内臓が休んだとしたら、食べ物が体内で腐り、それこそ生命の危機に陥ってしまいます。

実は、食べ物の消化にはかなりの生命エネルギーが使われています。計算すると、フルマラソンに相当するエネルギーを使っているそうです。これは大変なエネルギーの消費になります。

ですから、食べ物が消化できないほど生命エネルギーが枯渇している場合は、体は食欲をなくすか、吐き出させるかのどちらかの対応を選びます。

酷《ひど》い熱が出た時は、ものを食べることができなくなります。体内で病原菌と戦うことが優先されるので、食べ物を消化するエネルギーに回せないからです。

しかし、そこまで体調が悪くない場合は、入ってくる食べ物を次々と消化することになります。その結果、体はフル回転で消化活動を行います。それこそ、休む間もないというのはこのことかもしれません。

慢性的に疲れているという人の中には、食べ過ぎの方も多いようです。日常的に大量の生命エネルギーを消化に使っているため、体の回復まで生命エネルギーを回せないからです。

断食の後に体が楽になるのは、消化に使わずに済んだ生命エネルギーが体力の回復に使われたからだったのです。

本来、誰もが体を十分に回復させられる力を持っています。しかし、その自然治癒力が追いつかないほど、生命エネルギーを消耗している要因の一つが、この食べ物の消化活動です。現代人の脳幹の働きが低下する原因の一つは、過剰な食生活と言っても過言ではありません。

お腹が空いていないのに惰性で食事を摂っている現代人

では、どのようにしたら、無駄にエネルギーを消費することなく、食生活を営めるようになるでしょう。

ここであなたに質問してみたいと思います。

「あなたは、本当にお腹が空いたのを感じて食事を摂っていますか？」

この問いに「はい」と答えられる人はそういないと思います。

現代人は、体が欲しているというよりも、7時に朝食を食べ、12時に昼食を摂るなど、時間を判断基準にして食事を摂ります。これは体の要求に反する行為です。

特に食事はお腹が空いていなくても、つい習慣で食べてしまいます。本当は童謡にもあるように「お腹と背中がくっつくぞ」という状態になるくらい、お腹がグーッと鳴ってから食べるのが望ましいのです。

もし、食事の時間を、家族や友人たちとのコミュニケーションの場として大切にしたいのであれば、その時間になったらお腹が空くように、予め量を調整すればいいのです。

適度な食事を摂れるようになると、その分、生命エネルギーの消費が少なくなり、結果的にエネルギーの循環が良くなります。

すると、感覚の機能が復活します。そうなれば自分の体にとって必要なものと不要なものがわかるようになっていきます。

反対に、常に食べ続けると感覚が鈍感になって、体に必要としないものが入ってきても平気になります。その結果、食べ続けることになり、ますますエネルギーを消費し、自然治癒力も低下していくという現象が起こります。

私がお勧めする最も理想的な食事方法は、お腹が空いたら食べるということです。

必要以上の食事を摂ることで、生命エネルギーを消耗し、肩こりや腰痛、疲労などの症状の改善が後回しにされているシステムを理解すれば、健康についての意識もまた変わってくると思います。

脳幹の働きを低下させる最大要因はミネラル不足

脳幹から流れる生命エネルギーの低下の原因には、食事と一緒に摂り入れる栄養素の問題もあげられます。

栄養素とは、一般的に多量栄養素と微量栄養素の二つに分類されます。

最終的に生命エネルギーに変換されるタンパク質、脂肪、炭水化物など多量に摂取が必要なものを多量栄養素といいますが、微量ながらも、人の成長や代謝機能を維持するために欠かせない栄養素を微量栄養素と呼びます。

これらはビタミンやミネラルを指します。

ビタミン不足はよく取り上げられていますが、実はそれ以上に深刻なのが微量栄養素であるミネラル不足です。

ミネラル不足は、現代では個人では解決するのが難しい問題とされています。なぜなら社会全体で不足しているので、個人で努力しても対応できない状況にあるからです。

このような状態を新型栄養失調症といいます。新型栄養失調症とは、栄養バランスに気をつけている人でも陥ってしまう現代の新しい栄養不足のことです。

脳幹が元気一杯に活動するには、この微量栄養素のミネラルが必要不可欠です。もし、ミネラルが十分に摂取できれば、生命エネルギーを十分に充電できるようになるので、自然治癒力へ回る力も蓄えられることになります。

食べ物をつい食べ過ぎてしまうという方は、微量栄養素が体の中に足りないため、体がその栄養素を求めた結果ということもあるようです。

そういう方は、良質なミネラルを摂るようにすると、体が「もうミネラルは足りましたよ」と信号送ってくれ、食事の量も適量に収まることがあります。

脳幹を活性化させるためには、健康法だけでなく、食べ物にも気をつける必要があります。できるだけミネラルを摂るように心がけられるといいと思います。

このミネラルについては、次の４章で詳しく述べることにしましょう。

脳幹の働きを鈍らせる外部からの様々な影響

食生活のあり方が脳幹の働きを低下させていることは既に述べましたが、ここではその他の要因もご紹介しましょう。

○化学物質

口や鼻から入ってくる化学物質はもちろんのこと、皮膚から入り込む物質も問題視されています。例えばシャンプーや体を洗う時に使う合成の洗剤石鹸などがそうです。皮膚はものすごく経皮吸収をしていますから、影響を強く与えるものを使えば使うほど、それらの毒を摂り込みます。

虫を寄せつけないための芳香剤や煙もあまり良くありません。

また、女の人で一番注意してもらいたいのは、染毛剤やカラーリングです。そういった薬品は、農薬以上の刺激があると言われています。長年カラーリングをしていた人の頭蓋骨がカラーリングの色に染まっているという話を聞いたこともあります。
生理用品に使われている水分吸収剤や漂白剤も肌にいい影響を与えません。
皮膚に接触させるものにも気を配る必要があります。

○電磁波

今の時代、多くの方が電化製品に触れたり、携帯電話やパソコンなどを扱っていま す。その結果、体の中に電気を溜めています。いわゆるアース（放電）していない状態です。

人の体は、裸足で土の上などを歩いていると、アースできるようになっています。ですから、海に行き、砂浜を裸足で歩くのもとてもいいと思います。

木を触るのもいいでしょう。静電気も、金属のドアノブを触る前にパッと木に触れると、木が緩やかに電気を流してくれます。お風呂に粗塩などミネラルが豊富に入っている天然の塩を入れるのも効果的です。

また、良質なミネラルを飲むのもアース効果があります。

○思考習慣

否定的な思考も脳幹に影響を与えます。

現代の複雑な生活の中では、見たくないもの、避けたい臭い、耳ざわりな騒音などが充満しているので、ストレスがどんどん溜まっていきます。否定的な言葉を発するだけでも、脳幹は微妙に反応します。

ストレスは脳幹の大敵ですから、できるだけ溜めないようにしましょう。

また、否定的な情報も可能な限り取り込まないようにしてください。

脳幹が活性化すれば、感覚的な意識エネルギーが高まるので、判断がより楽になります。

○その他の要因

・靴

人は本来、裸足で歩くようになっています。足の5本指で大地を鷲《わし》づかみにして、上体のバランスを取りながら歩くようにできているのです。

しかし、現代ではファッション性が重視されるため、足の形に合わない靴を履くことで指の動きが制限されたり、かかとの高い靴によって重心のバランスを崩すということが起こっています。歩くほどに体は不安定となり、背骨や骨盤が歪んできます。変形性膝関節症や外反母趾《がいはんぼし》なども発生します。

服飾品の中で、最もお金をかけて慎重に選ばなければならないものが靴だと言えるでしょう。

・歯科治療

脳に近い部分の歯を削る治療は、恐怖心をあおり脳幹の働きを低下させます。しかし、歯は治療しなければなりませんから、これは仕方がありません。治療後はライオンあくび健康法で脳幹の働きを復活させましょう。

・習慣的な動作

肘枕をしながらテレビを見たり、読書をしたりする、不自然な姿勢で長時間パソコンなどを行うなどの偏った姿勢や動作をし続けると体に負担がかかります。全身を万遍なく動かすことが筋肉疲労を軽減させます。

コラム①

思考習慣に影響される治りの速度

思考習慣の違いも、体の不調の癒え方に影響しています。

例えば、頭痛、肩こり、腰痛の３ヶ所に不調があった方に経過を尋ねた時、笑顔で「おかげ様で頭痛が治まりました」と良くなった点に目を向ける方は一般的に治りが早い傾向があります。「肩こりは？　腰痛は？」と尋ねると「それはまだですが、頭痛はなくなりました」と、悪い部分に意識を向けないのです。

一方、同じような経過をたどっていても、「肩こりも腰痛もある」と悪い部分にばかり目を向ける方がいます。「頭痛はどうですか？」と尋ねると、「ああ、頭痛は治まりました。でも、肩こりと腰痛がまだです」と返答されます。こういった方は治りが遅い傾向があります。30年の臨床からみて、そのような傾向があるのは確かです。

健康のために行われる食事療法も同じことが言えます。

「〇〇を食べてはいけない」「〇〇を食べないと健康になれない」「病気にならないために〇〇を食べる」といった怖れの視点で食事療法を行っている人は、結果的にあまり効果がでないようです。

ベジタリアンや食養生をしているのに、意外に病気がちだったりする方は、常に「病気にならないようにしなければいけない」という怖れに意識が向いているので、そのイメージが現実になってしまうのです。

もし本当に健康になりたいのなら、怖れに意識を向けるのではなく、「〇〇を食べて、今よりも元気になろう」「ますます健康になろう」と思うことです。ポジティブな意識をベースに食生活を楽しんでいる人は、そのイメージ通りに健康になっていきます。

思考習慣は人生に大きな影響を与えていることを覚えておいてください。

体に責任を持てるのは本人しかいない

多くの方は体に不調が現れた時、その不調を取り除くことを医師や施術家などの専門分野の人々に委ねます。私の治療院でも、「痛みを取ってほしい」「症状を何とかしてもらいたい」という方が多くいらっしゃいます。

もちろん、時には専門知識を持つ医師や施術者に助けてもらうことは必要です。

ただ、体の不調や症状は、自分自身を守るために起こっている必要な作用であり、言いかえれば、その人の生き方に関する体からのメッセージでもあります。痛みや不快な症状を取り除くだけでは、本当の問題を解決したことにはなりません。

もし、体に不調をきたしたのなら、その体を使ってきた責任を取って、それまでの生き方を振り返る必要があります。それをしない限り、本当の意味での健康を取り戻すことはできません。

不調を感じたら、まずは「その原因はどこにあるのか?」「自分自身を健康にするためにできることは何だろう?」と体の声に真摯《しんし》に耳を傾けてほしいと思います。

脳幹を活性化させ、自然治癒力に委ねていくと、必要な癒しが順番に起こってきます。是非、それを体験していただき、自分の体は自分でメンテナンスできるのだということに気づいていただきたいと思います。

コラム②

眠りと脳幹のダイレクトな関係

ライオンあくび健康法を行うと、「すぐに眠くなってしまって、2分も続かない」という方が多くいます。また、不眠で悩んでいる方からも「びっくりするくらいよく眠れるようになった！」という感想を多くいただいています。

それがなぜなのか、脳幹と睡眠との関係を脳神経外科医の沼田先生に説明していただきました。

脳幹の視床下部に睡眠へのスイッチがある

脳神経外科医　海風診療所院長　沼田光生

私は脳を専門に扱っています。脳幹は脳の一番内側にあり、頸椎《けいつい》にはまり込むように存在しています。

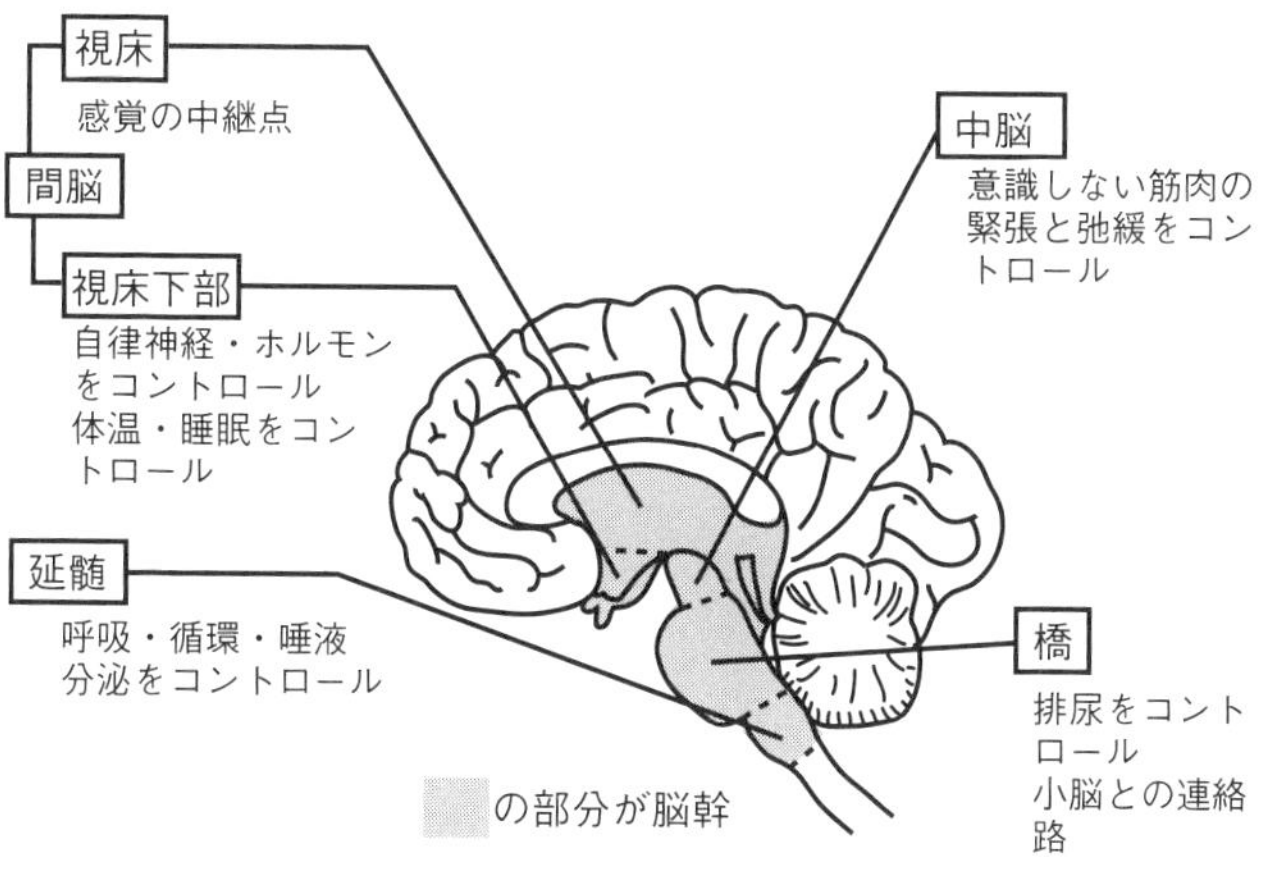

「生命脳」と呼ばれている大切な脳幹の機能

手の親指よりも少し大きいくらいのとても小さな臓器ですが、その機能としては、血圧、脈拍、呼吸のコントロールなど、生命維持に欠かせない役割を担っています。それが、脳幹が「生命脳」と呼ばれる所以です。

脳幹の視床下部と呼ばれるところに、睡眠・覚醒のスイッチがあります。

もし、脳幹の機能が低下すれば、睡眠・覚醒のスイッチの調整も不調となります。そうなると、不眠症に陥ったり、場合によっては、日中に急に眠ってしまうナルコレプシーという症状に陥ったりすることもあります。

脳幹機能が低下する大きな要因として、次の三つがあげられます。

1．大脳新皮質の過剰興奮により脳幹の機能が乱される

人は他の動物たちよりも巨大な大脳新皮質を持っており、中でも前頭連合野が巨大化しているのが特徴です。前頭連合野とは、五感で集めた情報を整理、統合し、様々な価値判断や意思決定をする場所です。

人はこの前頭連合野の活動によって独自の創造性を発揮し、多様な文化や文明を生み出しました。

ただ、人は、この前頭連合野があまりに過剰に働き過ぎて、動物として適した状態からかけ離れた環境を生み出すことにもなりました。そのため、適応障害を起こしている方が多くみられます。

特に、現代社会からもたらされるストレスは、大脳新皮質の過剰な働きに繋《つな》がります。大脳新皮質が過剰に働くと、その内側にある脳幹に悪影響を与え、脳幹の機能が乱されることになります。

2. 上部頸椎の歪みにより脳幹が圧迫され機能不全に陥る

脳幹は上部頸椎にはまり込むように存在しています。脊椎に歪みがあると、脳幹を圧迫することになります。

3. 栄養の問題

脳幹の睡眠・覚醒のスイッチが正常に働くために欠かせない物質として、メラトニンという物質があります。

その物質の原料として必要なのが、トリプトファンというアミノ酸やB_3、B_6、B_9などのビタミンB群、鉄、マグネシウムなどです。

それらが欠乏していると、メラトニンの生成に障害が起き、睡眠障害に至ることになります。

これら三つの要因のいずれかによって、脳幹が機能障害をきたすと、睡眠障害が起こることがあります。

脳幹と睡眠は密接な関係にあります。脳幹の機能を正常化することができれば、質の高い睡眠をとることが可能になるでしょう。

章末コラム

ライオンあくび健康法を推薦する専門家の声Ⅱ

長年求め続けた末にやっと出合えた究極の技術

鍼灸治療院院長　Y・Iさん　60代

国家資格を取得後、治療院の院長を務めながらも、均整、整体、気功、双極などの学校にも通い、様々な施術法、技術を研鑽《けんさん》してきました。精神世界も勉強し、気がついたら30年が経っていました。

それだけの年月をかけても、自分自身を納得させる技術を取得することができませんでした。

「人にできることは、もしかしたらここまでなのかもしれない」と自分自身を納得させようとしていた矢先に、ライオンあくび健康法に出合いました。

最初にこの健康法を知った時には、ただただ大変な衝撃を受けました。パニック状態で家路についたのを覚えています。インターネットで調べると、神戸で正規のセミナーコースがあることがわかり、出席することにしました。

その選択は正解でした。

私自身も、長年より良い施術を求め続けてきた経験があるのでよくわかるのですが、脳幹を活性化させると、自己治癒力が高まるだけでなく、中心が定まり、直感力、ヒラメキが起きやすくなります。小さなことにあまりこだわらなくなり、本当の自分の人生に向き合える方向に気持ちも変化していきます。

私の治療院でも、施術の最後にライオンあくび健康法をしていただくようにしたところ、後日、「今までで体が一番楽になった」という感想をいただくようになりました。

ライオンあくび健康法のやり方はいたってシンプルです。誰でもできるし、どこでもできます。ただ、シンプルなのに、とても奥が深い健康法だと思います。

ライオンあくび健康法は単に病気を治すということに留まらず、予防法にもなります。アスリートをはじめ、芸術家、武道家、職人、教師、学生など、全ての人々に活用できます。自分の能力をより向上させることができる21世紀の自己調律ツールになると確信しています。

このライオンあくび健康法は、駒川先生が長い臨床経験の上で作り上げたものです。近年開発されたもので、これからもますます変化する可能性があります。

これからこのライオンあくび健康法が多くの人々の目に触れ、どのように活用されていくかが、とても楽しみです。

4章

ライオンあくび健康法の効力はミネラルで大幅にアップする

自然治癒力に欠かせない栄養素――ミネラル

私はこの何年か脳幹を活性化させ、自然治癒力の向上に向けた施術の開発に注目してきました。

そしてある時期から、生命エネルギーがスムーズに流れるためには、脳幹の活性化だけでは十分ではなく、ある特定の栄養素が必要なことが見えてきたのです。

現代人が十分な栄養素を摂れていないことは、周知の事実だと思います。その現実は、クライアントの体を見続けてきた私には手に取るようにわかります。

30年来この仕事をしているので、20代の頃には明治生まれ、大正生まれのクライアントを診てきました。

当時の人々の骨もレントゲン写真などで数多く見ています。

その当時の方々の骨と、現代人の骨を比べると、その大きさや太さが全く違うことに驚かされます。

それは、現代に比べ、当時は体をよく使ったことと、骨を形成するのに欠かせないカルシウムなどの栄養素を食事から十分に摂れていたからだと思います。

現代人の栄養素不足を身にしみて感じていたので、施術の研究を進める一方で、体の機能を回復させるのに効果のありそうな栄養素を探し始めました。

するとある時、自分が試していた栄養素のうちの一つであるミネラルが、脳幹の活性化に非常に効果があることがわかったのです。

この章では、脳幹と生命エネルギーの伝達をよりスムーズにしてくれる、ミネラルの効果をお伝えしたいと思います。

ミネラルって何？

ミネラルは、五大栄養素のうちの一つです。

五大栄養素とは、人の体を正常に活動させるために必ず必要な栄養素のことです。

五大栄養素には次のようなものがあります。

・タンパク質
・炭水化物
・脂質
・ビタミン
・ミネラル

このうち、タンパク質、炭水化物、脂質などはよく耳にすると思いますし、ビタミンも一般的に知られていると思います。

例えば、ビタミンは植物や動物の体内で作ることができる栄養素です。

植物の場合、土の中から必要な栄養素を植物が吸い上げ、ビタミンを合成しています。人参はビタミンAが豊富、イチゴはビタミンCが豊富というのは、ご存知の方も多いと思います。

その植物が作り出したビタミンを動物や人間が摂り入れます。また、中には動物の体内においてのみ、ビタミンに変換されるものもあります。

では、ミネラルに関してはどうでしょう？　カルシウムやナトリウムなどの一部のミネラルの働きについては聞いたことがあるかもしれません。しかし、ミネラル全般に関しては、その実体はあまり知られていないと思います。

ミネラルは鉱物です。ミネラルは、ビタミンと違って植物や動物が作り出すことはできません。そのため、人間や動物はミネラルを外から摂取しなければ欠乏症状を引き起こすことになります。

考えられるミネラルの主な働き

一般的にミネラルには次のような効果があると言われています。

・生命力のカギとなる「酵素」の働きを助ける。
・骨や歯、血液、ホルモンなど体の様々な組織の成分になる。
・細胞が栄養を吸収して、老廃物を排出する。
・他の栄養素の吸収を助ける。

・正常な神経伝達を助け、筋肉を正しく動かし、脳の機能を高める働きを促進する。

ミネラルが不足した時に起こる諸問題

また、ミネラル不足が引き起こすと考えられる症状に関して、栄養学を基礎とした料理研究家であった丸元淑生さんは、著書の中で次のようにあげています。

・体がだるく、エネルギーが不足している感じがする。すぐに疲れる。無気力。
・よく風邪をひきやすい、一度ひくと治りにくい。
・落ち着きがなく、ちょっとしたきっかけでイライラしたりしやすい。緊張しやすく、ストレスに弱い。
・集中力が長く続かない。もの覚えが悪い。
・頭がよく痛む。
・筋肉が硬い。よくけいれんしたり、つったりする。

・関節に痛みを感じる。
・血圧が高い。心臓が弱っている。動悸・息切れがする。
・それほど油っぽいものを食べているとも思わないのに、血中のコレステロール値や中性脂肪値が高い。
・血糖値が高まりやすく、うまくコントロールできない。
（『最新ミネラル読本』丸元淑生・丸元康生著、新潮文庫より抜粋）

このように、以前からミネラル不足の問題点はよく知られていました。

しかし、その本当の必要性は、世間一般的にはまだ理解されていないのではないかと思います。

生態系の中で循環しているミネラル

では、鉱物であるミネラルを、人間はどのようにして摂取しているのでしょう。

ミネラルは土や海や川などの自然界の中に存在しています。そして、自然界と生物の間を循環しています。

例えば、土の中にミネラルが含まれる場合は、植物がミネラルを吸い上げ、その植物を人間が食べるか、植物を食べた動物の肉を人間が食べるという循環方式になっています。

人間の体に入ったミネラルは、必要がなくなれば体の外に排出され、やがて土に戻されます。それがまた植物へと引き継がれていきます。ミネラルは本来、生態系の中で循環しているものなのです。

この地球上に、ミネラルは１００種類以上存在しています。そのうち「効果が解明されていないものも含めて学術的に体に必要とされるミネラルは72種類である」と、分子矯正医学を確立し、ノーベル賞を受賞した天才科学者ライナス・ポーリング博士は言っています。

一方、厚生労働省で定められた健康増進法施行規則（２００３年4月30日厚生労働省令第86号）第11条では、次の16元素が人間にとって必要なミネラルとされています。

健康増進法施行規則第11条で指定された16のミネラル（元素）

多量ミネラル（体の中に多く含まれるミネラル）

・ナトリウム
・マグネシウム
・リン
・硫黄
・塩素
・カリウム
・カルシウム

微量ミネラル（体の中に微量に含まれるミネラル）

・クロム

・マンガン
・鉄
・コバルト
・銅
・亜鉛
・セレン
・モリブデン
・ヨウ素

また、この16元素のうち、次の13の元素が食事摂取基準の対象として、同じく厚生労働省によって定められています。

食事摂取基準の対象元素　13のミネラル

ナトリウム／マグネシウム／リン／カリウム／カルシウム／クロム／マンガン／鉄

／銅／亜鉛／セレン／モリブデン／ヨウ素

前述したポーリング博士は、人は10数種類のミネラルだけでは健康を維持できないとしています。

これに対し、厚生労働省は「食事から摂るべき摂取基準は13種類のミネラルである」と提言しています。

ここにポーリング博士の主張と大きな差があります。

ただし、これはある意味、仕方がないと言えるでしょう。

カルシウム、カリウム、ナトリウム、リンなどの体に多く含まれる多量ミネラルや鉄やマンガンなどの微量ミネラルに関しては、研究が進められています。

しかし、近年、超微量ミネラルという栄養素が、体内で有用な働きをしているということが言われ始めたのです。

体を25ｍプールに例えると、超微量ミネラルはそこにスポイト1滴を垂らしたぐらいの量になるため、しばらく前までは、そんなミネラルが体の中にあるということも知られていませんでした。

そのため、研究があまり進んでいないのが現状です。

この分野はこれから解明されていくことになるでしょう。

未解明の部分が多いとはいえ、体がミネラルを必要としているということは間違いありません。

先ほど食事摂取基準にあげられた13のミネラルは、体に必要な最低基準と思っていただいてもいいでしょう。

もちろん私の臨床経験からくる見解としては、それだけで十分とは言えないことをお伝えしたいと思います。

現代人には難しいミネラル摂取

現代人のほとんどがミネラル不足に陥っています。この不足の一番の理由は農業問題によるものです。

日本は戦前までは、地産地消といって、その土地で取れた物を食べ、排泄物を堆肥にして土に戻していました。

その時代までミネラルは、自然界の中を循環していました。

しかし、戦後、肥溜《こえだ》めが禁止され、人間の排泄物は下水から川や海に流されるようになりました。栄養素を土に戻せない仕組みを作り、ミネラルの循環を壊してしまったのです。

現在、農業では土壌のミネラル不足を解消するために、化学肥料の中にミネラルを入れています。しかし、使用されるミネラルは多くても3~7種類で、その他のミネラルに関しては摂取することはできません。人の体に必要なミネラルを補うには十分ではないのです。

また、農業指導の専門家は、化学肥料を使っても土壌のミネラルバランスを復活させることは難しいと言っています。化学肥料を繰り返し投入すれば、その中に含まれる数種類のミネラルは補えるでしょうが、それ以外のミネラルは、作物が土壌の中のミネラルを吸収し続け、大抵は3、4年で枯渇してしまうからです。

農業には有機栽培という言葉があります。これは一見、良い農作物と思われるかもしれません。もちろん化学肥料や農薬に頼ってばかりの農業よりは自然や体に優しいでしょう。

しかし、有機肥料のもとになっているものは何なのかということを突き詰めると、「果たして十分なミネラルが得られるのか」という問題点が見えてきます。

大抵の有機栽培の肥料に混ぜられているのは鶏糞や牛糞です。その鳥や牛は、輸入品の穀物や牧草などの飼料を食べています。その餌にミネラルがどれくらい入っているでしょうか。

餌の中にミネラルが含まれていなければ、例え、鶏糞や牛糞を使ったとしてもバランスの良いミネラルは摂取できません。有機栽培の農作物だからといって、ミネラルが足りているとは限らないのです。

世界でもミネラル不足は問題になっています。1992年のブラジルのリオデジャネイロで開かれた第1回地球環境サミットでは、過去100年間における農地のミネラル枯渇度合について、「世界の農地から平均的に70%ものミネラルが失われてしまった」と発表されました。その発表から20年が過ぎますが、今ではさらに深刻な状況になっているのは間違いありません。

世界でもこうした土壌で農作物が作られていますので、ミネラルはどうしても足りなくなります。流通も発達し、日本国内だけでなく、世界中からいろいろな食材が集まってきています。その結果、その土地その土地の栄養素、ミネラルを循環させることができなくなってしまいました。

これは世界規模の問題です。もはや、「できるだけ外食は控えて、家で野菜を摂るようにする」という次元で対応できる話ではないのです。

ミネラル不足を加速させる現代社会

環境問題もミネラルの循環の崩壊に大きな影響を与えています。

もともとは、木々の落ち葉や動物たちの糞など、山から川に流れ出ていたミネラルが、人工林やダムなどが作られた結果、流れなくなってしまいました。

山のミネラルが川に流れ出ないと、海までたどりつかないことになります。するとどういうことが起こるでしょうか？

まず、ミネラル不足で藻やわかめなどが生えずに、赤潮が発生したりします。海底が何もない砂漠地帯になってしまうと、魚が寄りつかなくなってしまいます。

養殖魚も問題です。

養殖魚の餌に何が使われているかによってミネラルに偏りが出てきます。もちろん天然魚を食べた時のような栄養バランスは期待できません。

さらに食材が調達される過程においても、ミネラルの循環が壊されています。

例えば、水煮食品です。水煮食品の素材は主に海外から調達され、現地の工場で何度か水煮処理をします。その煮出したお湯の中に、素材に含まれている多くのミネラルが流れ出ています。

工場側はそのミネラルを豊富に含んだお湯を捨て、素材のみがパックにされ日本に輸入されます。その食材に風味や味、匂い、色がつけられ、惣菜や加工食品の原材料となって市場に出回ります。

冷凍食品も同じです。冷凍食品が解凍されると水分が出ます。この時、水分と一緒にミネラルも流れ出ています。

コンビニ弁当の中で多少野菜の多い弁当を選んでも、実際にはそれらの食材の中には栄養素はほとんど含まれていないのが現状です。

通常、行政や専門機関が発表している栄養素の数値は、食品成分表を基に「人参が何グラム」「ジャガイモが何グラム」ということから計算しています。

しかし、実際には水煮や冷凍食品になってしまうと、ミネラルやビタミンの栄養素などは加工の段階で外に流れ出てしまうので、十分な栄養を補うことはできません。食材の栄養素を実際に計測しているいくつかの機関があります（食品と暮らしの安全基金）。

私はそういった機関の出す情報をよく見ていますが、スーパーやコンビニエンスストアで売っている弁当を実際に分析すると、いくら食べても栄養価がほとんどないような数値になるそうです。このような状態を確認する度に、「現代では、よほど注意をしないと健康を守っていくことができない」ということを感じずにはいられません。

危機的局面を迎えているミネラル摂取事情

ミネラルには体の中の不要になったものを外に出す作用もあります。いわゆる女性に人気のデトックス効果（老廃物を排出させる）と言われるものです。

化学物質や食品添加物などの体に不要なものが体内に入ってきた時は、ミネラルが化学物質と結合し、体の外に出すという非常にありがたい働きです。

しかし、現代の食事のように体に良くないものばかりを摂取している場合、体内にある少ないミネラルの働きで、その機能が十分果たされているのかという懸念も出てきます。

また、コンビニエンスストアのお弁当やサンドイッチには、添加物としてリン酸塩（pH調整剤、アミノ酸などの調味料、かん水）などが入っています。これら添加物の中に多く入っているリンやナトリウムなどは、適量であれば体に良い効果をもたらしますが、過剰摂取されると体に必要な微量ミネラルと結合して、体の外にミネラルを運び出します。ミネラルの吸収を阻害するのです。

その結果、たとえ必要なミネラルが体に少し入ってきたとしても、体内の不要なものを排出するデトックス作用に使われてしまうか、そのまま添加物と結びついて外に排出されてしまうということが起こります。

現代のミネラル摂取事情は、危機的局面を迎えています。そのような状態で、ミネラルの働きの一つでもある神経伝達のサポートができるはずがありません。

事実を知れば知るほど、ミネラル不足が脳幹の働きを低下させ、最終的に自然治癒力を低下させていることを、私は理解していきました。

現代人の体調不良の最大の要因の一つが、そこにあると言っても過言ではないでしょう。

クライアントが教えてくれたミネラル不足の深刻さ

私自身、現代の食環境の酷《ひど》さは理解しているつもりでしたし、現代人のミネラル不足への問題意識はありました。

しかし、実情がそこまで深刻だとは、数年前まで思ってもいませんでした。

その深刻さを本当に理解したのは、6、7年前、クライアントの方々に現代の酷い食事情を補える良いミネラルがあれば紹介したいと思ったのがきっかけでした。

手に入る限りのミネラルを自分自身で試し始めましたが、多くのサプリメント同様、効果があるのかどうかが、はっきりとわからない状態が続きました。

そしてようやく「これなら紹介できるかもしれない」と思うものを見つけたのです。

実際に摂取したところ、今までに経験したことのないほどの勢いで、脳幹から生命エネルギーが流れ始めるのが感じられました。

ミネラルの効果を体感した瞬間でした。

それ以後、臨床の場でもそのミネラルを摂ってもらうようにしたところ、脳幹から生命エネルギーがスムーズに流れ出し、ミネラル不足の時よりも格段に健康に向かう速度が速くなることが確認できました。

その結果を見て、「現代人はミネラルが不足がち」と思っていたのはとんでもない間違いで、「体の機能を正常に働かすことができないほど、ミネラルが足りていない」のだと初めて認識しました。

現代人の体の真の状態をクライアントから教えてもらったのです。

ちなみに、ビタミンの研究で有名なアール・ミンデル博士も「ビタミンは重要なものだが、ミネラルなしでは何もできない」と言っています。その言葉の意味を改めて実感しました。

添加物の摂取で落ちる生命エネルギー

本来、健康を維持できるはずの人間が健康を失い始めた大きな要因の一つは食事情です。それはこんな事例からも説明することができます。

私が開催しているライオンあくび健康法の指導セミナーの場でのことです。

午前中、脳幹を100％活性化させた方々が、お昼に外食して戻ってくると、もう脳幹の生命エネルギーが少し低下しているということがよくあります。何を食べたのかを聞くと、「無添加の食材を使っているというお店で食べた」「体に良さそうな食材を使っているお店で食べた」と言われ、驚くことが何度か続きました。

それ以降、様々な食べ物を摂る度に、脳幹の生命エネルギーをチェックするようになりました。すると、食事に含まれる加工食品を多く摂ることで、生命エネルギーがすぐに低下することがわかったのです。

いかに無添加と言われようと、食材を仕入れる前に、どんな処理をされているかまではわかりません。私たちが日々、どれだけ体に良くないものを日常的に食べているのかを実感した出来事でした。

ただし、ミネラルを十分に摂取していると、ファストフードを食べても、お菓子を食べても、生命エネルギーはほとんど低下しません。

そんなことから、添加物を摂らないようにすることは、現代の食事情では無理でも、ミネラルの摂取を心がけていくことで健康を維持していけるのではと強く思うようになりました。

今後、大いに期待できるミネラル農法

最近では自然農法という、草も引かず、農薬を使わない農法で、作物の栄養バランスを復活させようとしているところが全国各地で増えてきました。

これは2年前になりますが、熊本のある農家が「ミネラル農法」という無農薬、無化学肥料で、ミネラルを使用した農業方法を学び、実際に土壌にミネラルを使用してお米を作りました。すると、驚くべきことが起こったのです。

全国のお米は、糖度を測定できる機械で食味値という数値を測ります。

その農家のそれまでのお米は、土壌があまり良くなかったせいか、食味値が家畜の飼料レベルである55前後という数値だったそうです。一般的に評価の高いコシヒカリの食味値が80前後なので、この数字は決して良い数字とは言えないでしょう。

しかし、土壌にミネラルを使用してからは、食味値が一気に82まで上がり、コシヒカリの上位クラスの食味値が出たそうです。加えて、収獲量がそれまでの倍という結

果を出し、熊本県の農家の間でも話題になりました。今では県内で「ミネラル農法」を取り入れようとする農家が、増えているそうです。

農業では2、3年続けて同じ作物を同じ土壌で作った場合、それ以上作物ができなくなったり、病気になることがあります。これを連作障害と言いますが、実はそれもミネラル不足が原因で起こっているそうです。「ミネラル農法」のように良質のミネラルを使うと、連作障害は起きなくなります。

人も土壌と同じです。子どもや家族の健康を守るためにも、積極的にミネラルを摂る努力が今、必要になっています。

ライオンあくび健康法とミネラルで健康体に

現代人は生活を便利にしていく過程において、自ら健康でいるための環境を破壊してしまいました。

社会の流れを個人で変えることは難しいことですが、何もしなければ、ただ「健康を損ねていくのを受け入れるだけ」というギリギリの環境にあることも、知っていただきたいと思います。常に個人個人がより高い意識を持って、健康について考えなければいけない時代に入ったと感じています。

実は、最近流行《はや》っている新型のうつ病、発達障害、注意欠陥多動性障害（ＡＤＨＤ）と呼ばれる症状なども、食生活を変え、ミネラルを補えば、改善の兆候が見られるという報告もあります。

ミネラルは、現代人の私たちにとって救世主のようなものなのです。

本格的にミネラルを補うには、主に食事から摂ることを意識する必要があります。今は良質なミネラルを含む食材が少ないため、少々手間もかかるかもしれません。しかし、取り組む意味はあるでしょう。

最近では、ミネラルがたくさん入っている無添加仕様の天然ダシなども販売されています。天然の塩を摂る、煮干しやわかめを食べるなど、できることはたくさんあります。また、生体ミネラルと呼ばれる良質で多種類のミネラルを含む飲料水などもお勧めです。

できれば多種類のバランスの取れたミネラルを摂取していくようにしたいものです。それは、ミネラルは単体では効果が出にくく、多種類を摂取しないと吸収されにくいという性質があるからです。

ミネラルをしっかり摂り、ライオンあくび健康法で脳幹を活性化させることができたら、後は自然治癒力の効果で健康体に戻っていきます。その力を是非、活用しましょう。自然治癒力が動きだした時、私たちは自分自身の中に存在していた大きな生命力を認識することでしょう。

章末コラム

ライオンあくび健康法を推薦する専門家の声Ⅲ

理想の「腹の据《す》わった人生」が一瞬で手に入った！

アクティブ・ブレインセミナー認定マスター講師　吉野邦昭さん　40代

私は記憶術のトレーナーをしています。記憶術のセミナーでは、主に右脳を使い、イメージ力と集中力を高めます。これらは「脳の使い方」と「脳のしつけ方」の方法で、その方法を変えることで、脳の可能性を飛躍的に伸ばすことができます。

私はこれまで、自分にあまり自信がなく、力強い人生を送るために「腹が据わる」という感覚をつかみたいと思ってきました。呼吸法や気などの様々なセミナーに参加してきましたが、なかなか実感を得ることができませんでした。

それがライオンあくび健康法を行った後、下腹・丹田と呼ばれる場所にギュッと力が入り、両足はしっかり地面を捉え体の中に軸が通ったような感覚を経験したのです。

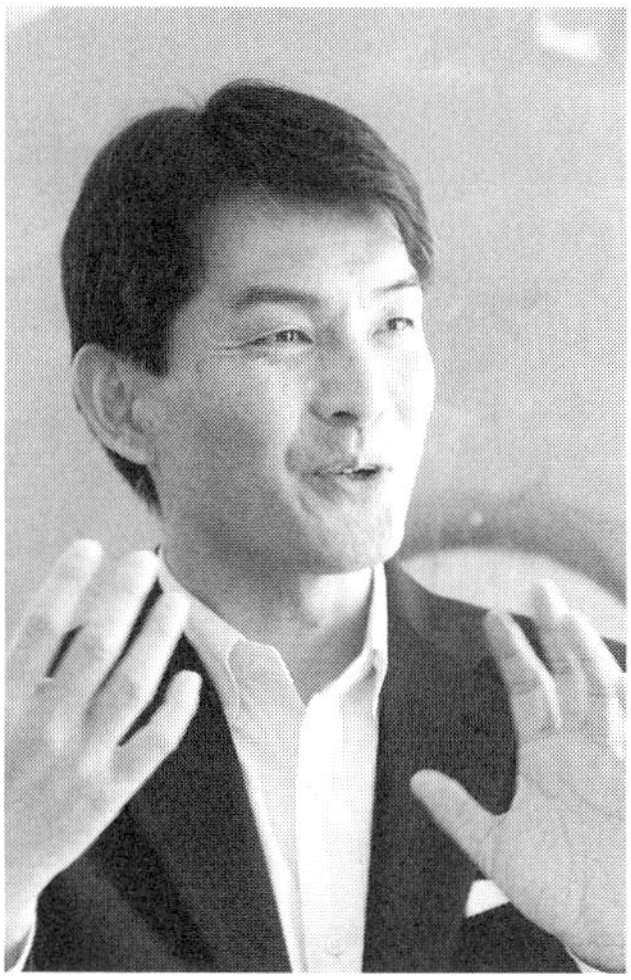

私が求めていたものはこれでした

「まさに『腹が据わる』とはこのことだ。私が求めていた感覚はこれだ」と直感的にわかりました。これまで、ずっと探し求めていた感覚が、わずか数十分の健康法で手に入ってしまったことは、本当に驚きでした。

また、駒川先生に私の脳幹の状態を診

ていただき、「こんなに右脳の活性化した方は、初めてです」と言っていただけたことも、自信に繋《つな》がりました。

ライオンあくび健康法は、頭蓋骨後頭部の空間の物理的な詰まりを開放することで、脳幹からの神経伝達をスムーズにしているそうです。

体に60兆個あると言われる細胞は、全て脳からの指令で動きます。その脳と細胞を結ぶ神経回路の伝達が高速になれば、一つひとつの細胞の能力がフルに発揮されることでしょう。

家のインターネット回線をADSLから光ファイバーに切り替えたかのように、驚異的な変化を体感できるのがライオンあくび健康法だと思うのです。

ライオンあくび健康法を受けた日は、関西が花粉と黄砂に覆われた日でした。常にアレルギーに悩まされている私が、今シーズンは時々鼻が詰まる程度で済んでいるのもライオンあくび健康法のおかげだと思っています。

これからも自分にどんな変化が起こるのか楽しみです。

実践編

今日から自然治癒力アップ！
3分間ライオンあくび健康法

ライオンあくび健康法は力加減を自分で調整できる

それでは、実際にライオンあくび健康法を実践してみましょう。

ライオンあくび健康法は私が育成しているBSセラピーという施術法を基盤に、家でも脳幹を活性化できるようにアレンジしたもので、外から力を加えない自力運動（自分で行う運動）なので、力加減を自分で調整できる安全な健康法です。やり過ぎなどの後遺症も心配ありません。気軽にトライしてください。

頭が軽くなったり、首や肩の周囲の筋肉、背中や腰も含めた全体の筋肉の緊張がなくなったら、脳幹が活性化した印です。さっそくやってみましょう。

1回3分のライオンあくび健康法で自然治癒力アップ！

この健康法では、口をあくびの時の大きさ（全開）に開くということを何度か繰り

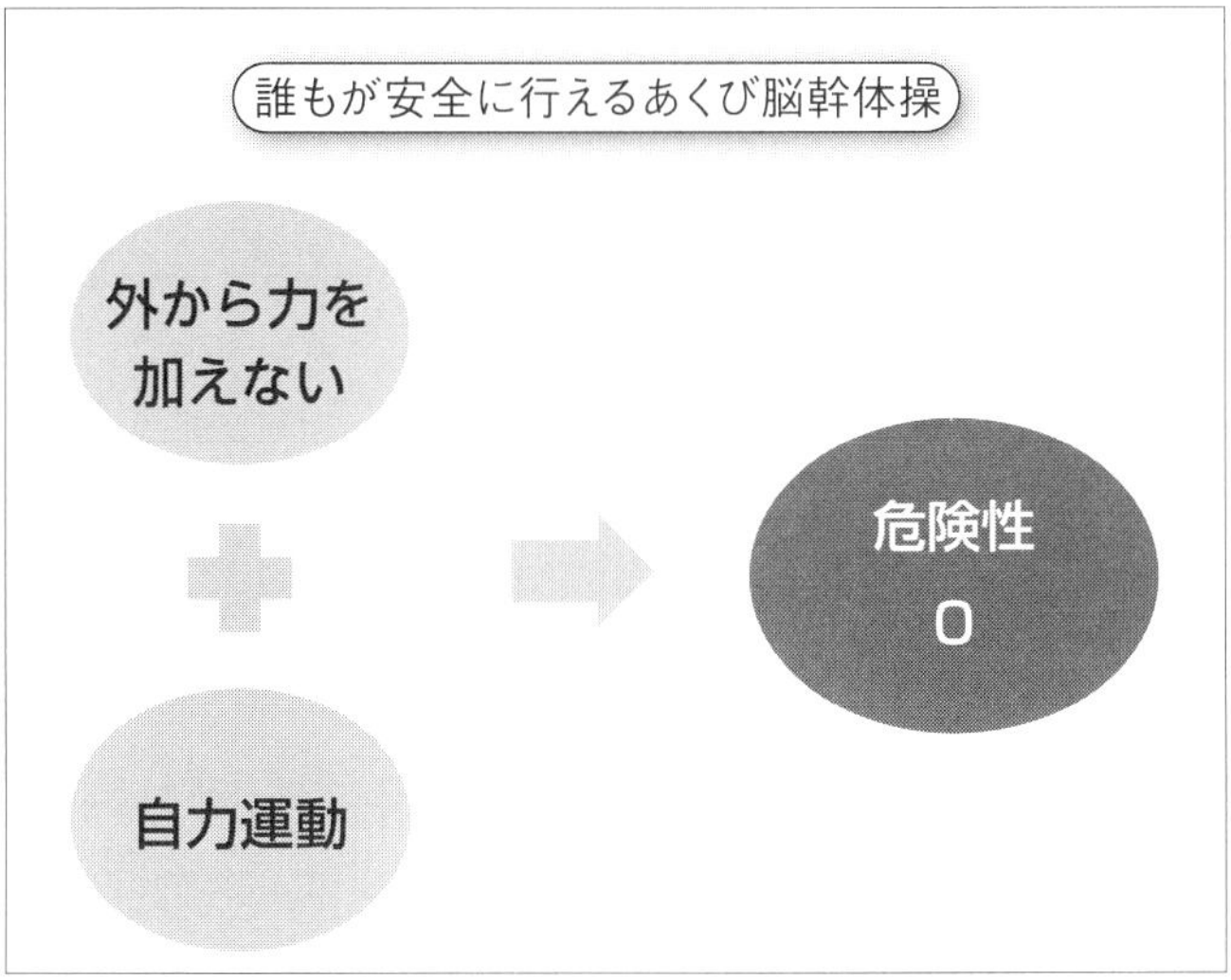

返します。1回3分を目安にしてください。

健康法の名前通り、ライオンの大きなあくびをイメージしていただけるといいと思います。口の開き方は、力を抜いて全開にしてください。

小さ目の開き方（口の開きが7、8割）では効果が出ません。

準備体操

まずは準備体操をします。奥歯を左右交互にタッタッタッタッと20～30回ずつ、軽くあたる程度に噛みます。

この時、ギュッと強く噛まないように注意しましょう。

◎基本形

仰向けに寝て行う方法（仰臥位《ぎょうが》）

この方法が基本形になります。次に紹介する座位や立位より、脳幹の活性化をより促す方法です。

1．仰向けに寝ます。この時、頭の中心が床と平行になるようにします。バスタオルなどを頭の下に引くなどして、できるだけ平行な状態を作ります。
2．正面で口を開き、首を左右にゆっくり回し、回しやすい方向を確認します。
3．回しやすい方向に首を向け、口をゆっくり大きく開きます（力を抜いて全開）。そのまま3秒間キープし、その後、口を閉じます。これを5回行います。5回目のみ、口を大きく開けたまま時間を20秒にします（左右差がわからない場合は両方行います）。

4.口を開けたまま首を正面に戻します。
5.左右差がなくなったかどうかチェックします。差を感じる場合は、もう少し続けてみましょう。
6.正面で口を開き、首を左右に傾け、傾けやすい方向を確認します。
7.傾けやすい方向に首を傾け、口をゆっくり大きく開きます（力を抜いて全開）。そのまま3秒間キープし、その後、口を閉じます。
　これを5回行います。5回目のみ、口を大きく開けたまま時間を20秒にします（左右の傾けやすさの差がわからない場合は両方行います）。
8.口を開けたまま首を正面に戻します。
9.左右の傾けやすさの差がなくなったかどうかチェックします。差を感じる場合は、もう少し続けてみましょう。
10.正面で口を軽く開き、頭を床から1～2センチ持ち上げ、5～10秒そのままの姿勢をキープしてから、静かに首を降ろします。
　多少、首に負荷をかけられるのが理想です。可能な方は、首が多少プルプルとなる

ライオンあくび健康法【仰向けに寝て行う方法】

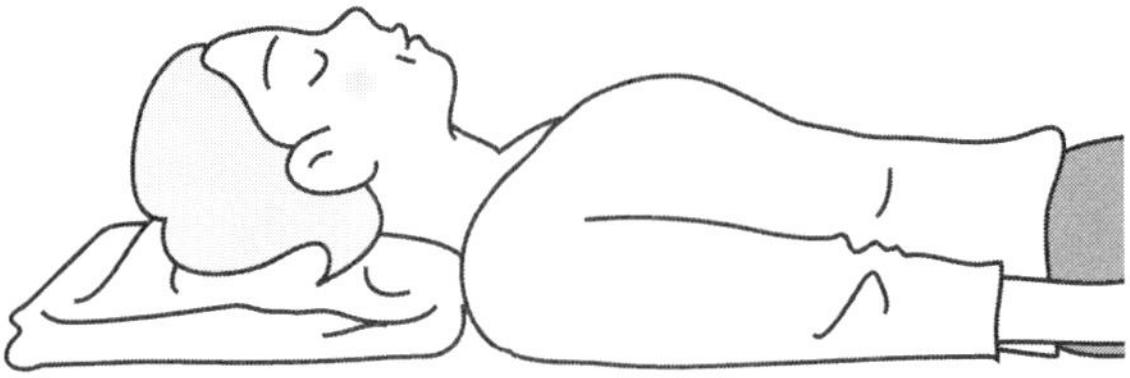

1 額と顎が横から見て水平になるように仰向けに寝る

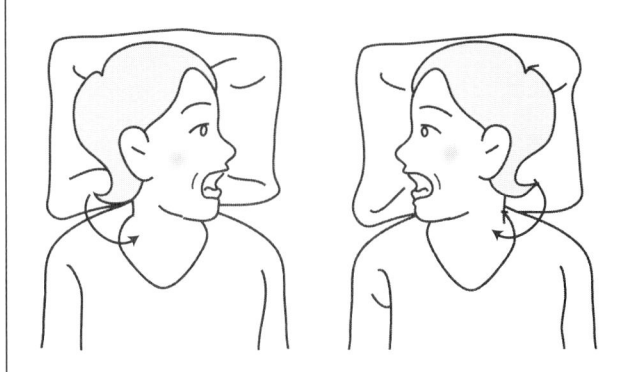

2 左右どちらかの回しやすい方向に首を曲げ、口を開閉する

ライオンあくび健康法【仰向けに寝て行う方法】

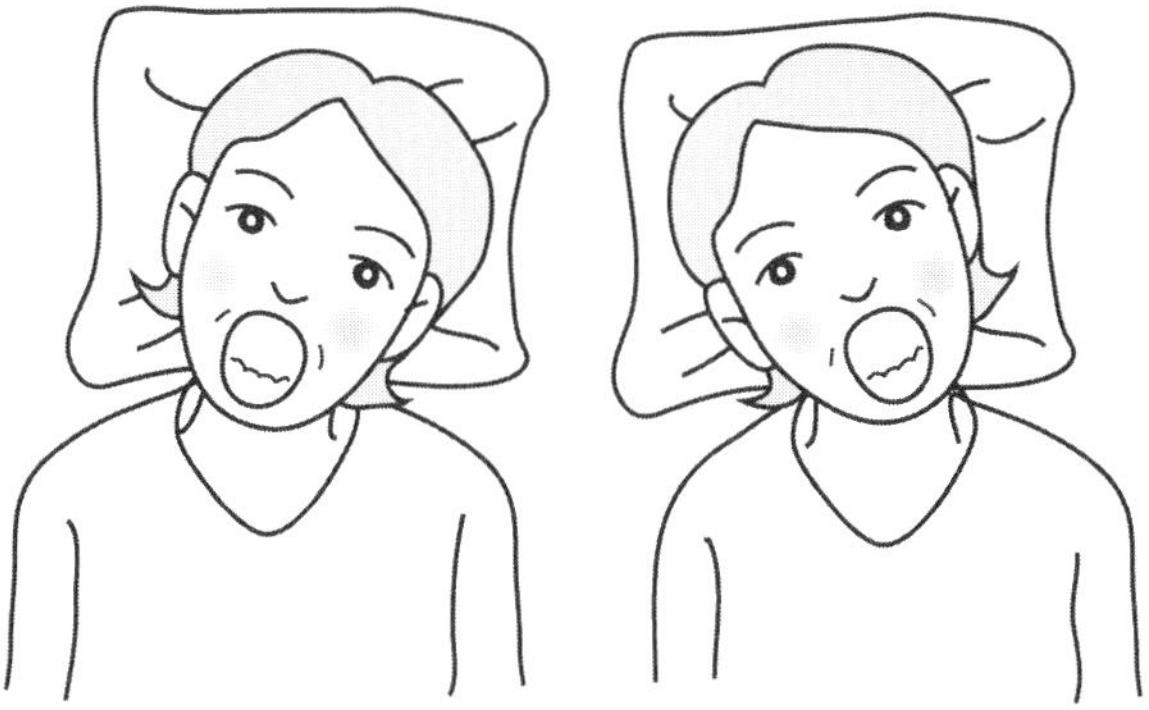

3 左右どちらかの傾けやすい方向に首を曲げ、口を開閉する

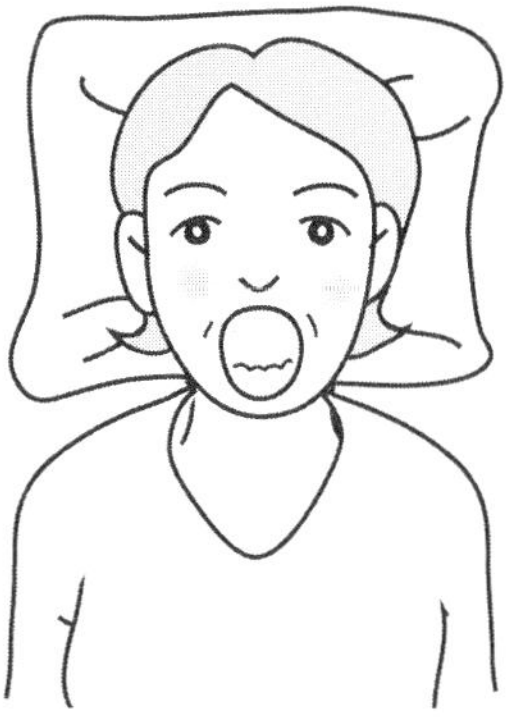

5 頭を床につけたまま正面で
口を開閉する

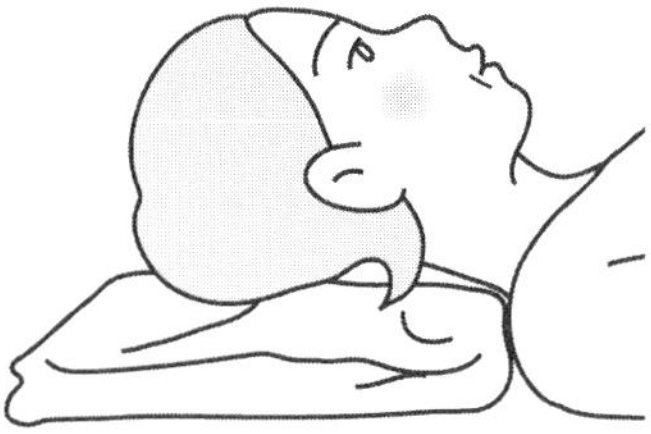

4 頭を１、２センチ持ち上げて
５～１０秒間静止する

直前まで頑張れるのが望ましいでしょう。

11．頭を床につけたまま口をゆっくり大きく開け（力を抜いて全開）、そのまま3秒間キープし、その後、口を閉じます。これを5回繰り返します。5回目のみ、口を大きく開けたまま時間を20秒にします。

これが基本形になります。簡単な健康法だということをご理解いただけましたか？慣れてくると、1から11までの工程が3分でできるようになるでしょう。寝る直前や朝起きた直後に実践してみてください。

仰向けに寝て行う時の注意点

・首を床から1～2センチ持ち上げる際、痛みを感じたり、首が持ち上げられない場合は、無理をしないようにしてください。脳幹の働きが弱っている時は、頭を長く持ち上げられません。

そんな時は、ただ、持ち上げようとするだけでかまいません。少しずつ続けていくうちに、徐々に上げられるようになっていきます。
・全ての工程を行う時間がない時は、部分的にできるものを行うだけでもかまいません。
・行っている最中に眠くなることがあります。その時は眠気に逆らわず、そのまま眠ってしまって大丈夫です。
忙しくて、家でできない時もあります。職場の休憩時間や車の中など、ちょっとしたスキマ時間に行える方法を次にご紹介しましょう。

◎時間のない時はこの方法で！

座位または立位で行う方法

職場や出先などで、または、横になる時間がない時はこの方法で行いましょう。

1.座位の場合は、背筋を伸ばして椅子に座ります。立位の場合は、姿勢を正して、前を向きます。

2.正面で口を開き、首を左右にゆっくり回し、回しやすい方向を確認します。

3.回しやすい方向に首を回して、口をゆっくり大きく開きます（力を抜いて全開）。そのまま3秒間キープし、その後、口を閉じます。

これを5回行います。5回目のみ、口を大きく開けたまま時間を20秒にします（左右差がそれほどわからない場合は両方行います）。

4.口を開けたまま首を正面に戻します。

5.左右差がなくなったかどうかチェックします。差を感じる場合は、もう少し続けてみましょう。

6.口を開けたまま首を正面に戻します。

7.首を左右に傾け、傾けやすい方向を確認します。

8.傾けやすい方向に首を傾け、口をゆっくり大きく開きます（力を抜いて全開）。そのまま3秒間キープし、その後、口を閉じます。

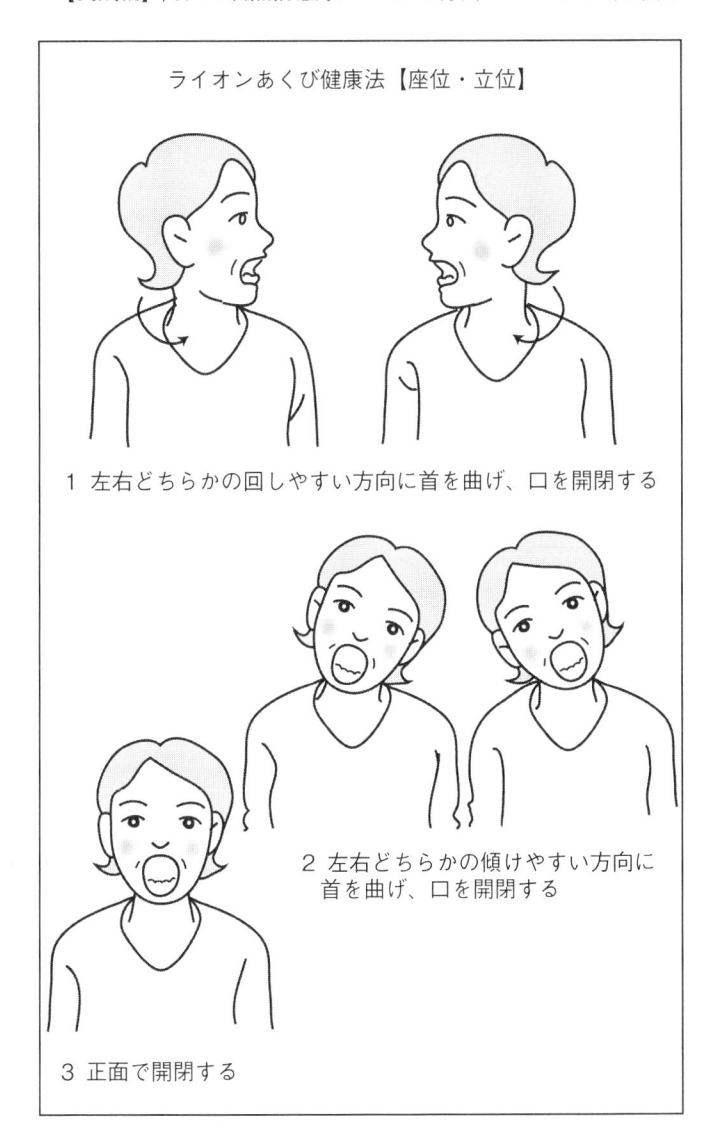

ライオンあくび健康法【座位・立位】

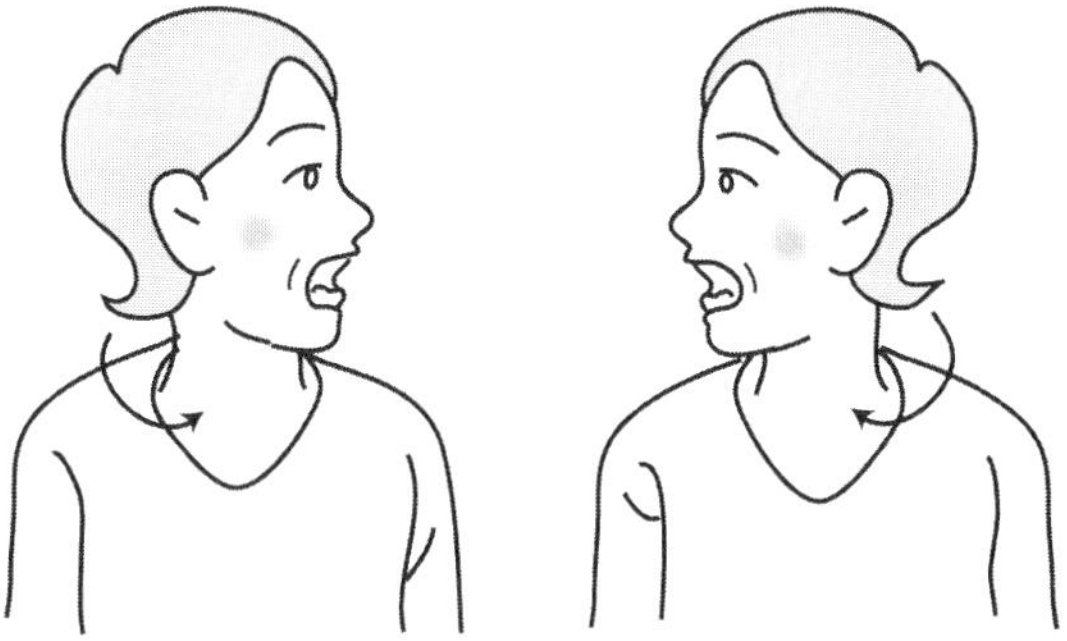

1 左右どちらかの回しやすい方向に首を曲げ、口を開閉する

2 左右どちらかの傾けやすい方向に
首を曲げ、口を開閉する

3 正面で開閉する

これを5回行います。5回目のみ、口を大きく開けたまま時間を20秒にします（左右の傾けやすさの差がわからない場合は両方行います）。

9．口を開けたまま首を正面に戻します。

10．左右の傾けやすさの差がなくなったかどうかチェックします。差を感じる場合は、もう少し続けてみましょう。

11．首を正面に戻し、口をゆっくり大きく開けます（力を抜いて全開）。そのまま3秒間キープし、その後、口を閉じます。これを5回繰り返します。5回目のみ、口を大きく開けたまま時間を20秒にします。

焦らずに続ければ脳幹の活性率は上がる

脳幹活性の目安としては、

・仰臥位の際、持ち上げる頭が急に軽くなる

・首が軽く回るようになる

・首から肩にかけての筋肉が柔らかくなる
　と言ったことがあげられます。

直接、私やライオンあくび健康法アドバイザーがライオンあくびの指導をした場合の脳幹活性化率は100％です。ただ、実際にポイントをお伝えできない場合は、どうしても活性化率は下がります。

それでも慣れれば、必ず活性化率は上がっていきます。焦らず続けてみてください。脳幹の活性度が上がってくると共に、健康法の時間も短縮されていくでしょう。

もし、ライオンあくび健康法が上手《うま》くできているかどうかを確認したい場合は、全国で活動しているお近くのライオンあくび健康法アドバイザーの指導を受けることをお勧めします。

健康法実施時の注意事項と心がけるポイント

・首の回転、傾け方向に関しては、回しやすい方向、顔の向けやすい方向で行いましょう。目安は行って気持ちが良いかということです。

・一番向きやすい向きで健康法を行うのが基本ですが、左右差がわかりにくい時は両方行うといいでしょう。

・口を開けた時に「カリッ」「カクッ」というクリック音がする方がいます。これは顎の関節がずれている証拠です。こういった顎関節症などで口を開けると痛みを感じる方は、口の開きやすい方向で、無理のない範囲で行ってください。痛みのない場合は、行っていくうちに症状が改善されていきますが、痛みのある場合は無理せず、中止してください。

・力一杯大きく口を開ければ効果があがるというものではありません。逆に顎を外してしまう危険も伴いますので、力まずに力を抜いて全開してください。無理を感じない範囲で行うようにしましょう。

・一つひとつの動作を丁寧に行いましょう。急いで行っても効果はありません。

・1日何回行っても大丈夫です（脳幹が活性化した後は、ただの開閉運動になります）。

Q&Aコーナー　よくある質問にお答えします

Q　首の後ろに痛みがあります。ライオンあくび健康法を行って大丈夫ですか。

A　最初は15分から20分くらいをかけて丁寧にやってみましょう。全部の工程を行わなくても大丈夫ですので、少し時間をかけてゆっくりやってみてください。状態が良くなってくると、エネルギーの通りが良くなるのがわかるようになります。そうなれば、3分くらいで終わるようになります。

Q　あまり左右の差が感じられません。どうしたらいいでしょうか？

A　両方行ってください。またはどちらも回しやすく、全く差がないようでしたら、正面向けの体操を行うだけでも大丈夫です。仰向けになって首を持ち上げる体操は効果が一番高いので行うことをお勧めします。

Q　いつもは右が向きやすかったのに、今回は左に向きやすいという時もあります。そんな時はどうしたらいいですか?

A　その時の感覚に従ってください。寝相が悪かったとか、何か特定の作業をしたあとは、いつもとは違う方向に向きやすいということも起こります。行っている途中でも、「さっきはこちらの方が向きやすかったのに、今度は反対側が向きやすい」ということも起こります。もし、わからなくなった時は左右両方行ってください。

Q　脳幹を早く活性化させたいです。1日2時間など長時間行ったら早く効果が出ますか?

A　回数を増やしたり、長時間行うことにあまり意味はありません。一度、脳幹が活性化すると、後はただの口の開閉運動になります。副作用はないので、行い過ぎて困るという問題はありませんが、脳幹が活性化したサインの「頭が軽くなった状態」で充分効果が出ます。

Q　ライオンあくび健康法をすると本当のあくびがよく出ますが、なぜですか？

A　脳幹が活性化し出した証拠です。その調子で続けてください。

ライオンあくび健康法を続けると、体全体にエネルギーが流れ始め、体のバランスが整います。

感覚に敏感な方は、非常に眠くなったり、背骨や骨盤など体が勝手に動いていく感覚があることがあります。それは体の中のエネルギーが充満した証拠です。その時は静かに休んでください。

おわりに　自分の好きなことをやれば脳幹は活性化する

医者要らずの社会を目指して

私自身も含め、誰もがこの世を去るその日まで、健康で元気に過ごしたいと願っていると思います。

しかし実際には、思うようにならない体を何とか動かし、決して安くはない医療費を負担しながら、将来のことを憂いている方が多いのではないでしょうか?

今、日本は少子高齢化という状況下で、健康面で不安を抱えている人が増え続け、毎年の医療費の増大だけで国家財政が破綻寸前になっています。健康問題が国家を脅かす時代がきています。

子どもたちの健康に関しても問題が出てきています。

『給食で死ぬ』(コスモ21)の著者、大塚貢先生もその著書の中で触れていますが、2006~2008年の厚生労働省の調査では、血液検査の結果、中学生は4割弱、高校生は4割以上が生活習慣病予備軍になっているそうです。

また別のデータでは、2、3歳児でも動脈硬化の傾向が出ているケースも見られるそうです。

どちらの問題も健康を脅かしている一番の原因が食事情です。

偏った食生活、ミネラル欠乏を起こした農作物などの摂取、加工食品や食品添加物などの化学物質の存在により、私たちの健康を根幹から崩しているのです。

現在、こうした食事情の流れを変えようと、民間の中からいくつかの試みも始められています。

生体ミネラルを土壌に使用した『ミネラル農法』や、できる限り手を加えずに作物を育てる『アートテン農法』など、ミネラル不足や農薬問題などの食材問題を根本的に解決する方法が広まり出しています。

今の時代は不調になってから健康を考えるのではなく、自ら健康を、そして、社会全体でも作っていくことを考えなければいけない時代に入っています。何もせずに見ているだけでは、理想的な健康は決して得られないからです。

日常的に健康を維持する方法としては、自然治癒力を司る脳幹の活性化が最も有効と考えます。

私が考案したライオンあくび健康法は、1日3分大きく口を開閉するだけで、体の不調が解消され、健康が手に入るという優れた健康法です。道具もお金も要らずに、どこでも行うことができます。

病院や老人介護施設などでも、この健康法が活用されるようになったら、どれだけ多くの方々が元気になるでしょうか。それはひいては、日本の医療費削減にも繋《つな》がるでしょう。幼稚園や小学校でお子さんたちが行うようになったら、それだけでやる気のある、元気な子どもたちが増えていくでしょう。

この健康法が広まれば、病気になるのが当たり前ではなく、常に健康を維持することが当たり前の社会が実現するのではないかと考えています。

理想は脳幹のメンテナンスの習慣化

ライオンあくび健康法を発見してから意識をしているせいか、カバやライオンなどの野生の動物たちが大きなあくびをするのを何度もテレビで見かけるようになりました。

以前は、それは脳に酸素を供給する手段としかみていませんでしたが、今では、動物たちが本能的に脳幹にスイッチを入れているのだと思っています。

脳幹活性は全ての人に有意な無限の可能性を秘めたメソッドです。脳幹の活性化は、体の中心軸を安定させ、全身の筋肉を柔らかくするために、スポーツ選手にも大きなメリットがあります。

直観力やインスピレーションの力も高まるので、芸術家の方にもお勧めです。多くの方々に、自分で脳幹のメンテナンスをするという意識を持っていただき、ライオンあくび健康法を自分の機能を向上させるツールとして利用していただけたら嬉《うれ》しく思います。

世の中には優れた医療や民間療法、健康法が数多くあります。ライオンあくび健康法はそれらを否定するものではありません。

なぜなら、脳幹の機能が著しく低下している場合は、脳幹の活性化を待つ時間がない場合もあるからです。その時は対症療法に頼る必要があるでしょう。どちらの方法もその良い部分を組み合わせていくことができれば、さらに素晴らしい結果をもたらすのではないかと感じています。

まずは、自分の中に自然治癒力という偉大な力があることに気づき、病気という枠から自由になっていただきたいと思います。

やりたいことをすることが脳幹を最大限に活性化させる

私が思う一番の健康法は、自分の望むことをやれるだけやるということです。

私のところに通ってくださるクライアントの方々は、最初は辛い症状を抱えてこられますが、ライオンあくびを続けていくと徐々に元気になっていき、気持ちも明るくなっていきます。

すると、大抵の方が旅行の計画を立てられるのです。皆さん、行く前は「先生、私、痛くて歩けないかもしれない」と心配しています。しかし、戻られると、「旅行中は全然痛くありませんでした」なんて教えてくれます（笑）。

これは好きなこと、楽しいことをしていると、脳幹が活性化するため、自然治癒力が働きだすからです。

この「自分の好きなことをたくさんすることが、本当の健康法である」というのは、長年、数多くのクライアントの話を聞いてきた私の持論です。自分が心から望んでいることをやりだすと、脳幹の働きが活性化し、体も健康になります。

すると、物事も上手《うま》くいくようになります。不思議ですが、世の中は本当にそういうようにできていると、私は自信を持ってお伝えすることができます。

現代において脳幹を活性化することは、幸せに生きるためには不可欠な要素になります。

ただ、それはあくまでも健康を維持するためのサポートに過ぎません。

真の健康を取り戻し、さらに、自分の気持ちを大事にしながら生きる。それが本当の幸せだと思います。

本来あるべき健康体になり、やりたいことが始められる、そんな人生のきっかけ作りにライオンあくび健康法を使っていただけたら、これ以上の幸せはありません。

最後になりましたが、今回の出版に関しては、２０１２年5月に参加したエジプトのツアーで、世の中の役に立つものを世間に公表している敏腕プロデューサーの井上祐宏さんと同室になったことがきっかけとなりました。

同じくツアーに参加していた高瀬美砂さん（41ページ）の仙骨骨折後の体調改善の経過を聞いた井上さんのご厚意により、今回の出版の運びとなりました。

コスモ21の杉山隆社長、そして、同じくエジプトにご一緒した株式会社ＪＥＳの本井秀定社長、現代健康研究所の高橋呑舟《どんしゅう》先生、ご寄稿下さった堀田忠正医師、沼田光生医師、ライターの詩水淳子さんをはじめ、多くの方々のご縁とご支援によりこの出版が叶いました。

ご協力くださった皆様方と、私の臨床30年間を通してご縁をいただきました患者さんたち、ＢＳセラピー研究会の仲間、私の家族に最大限の感謝を表わしたいと思います。ありがとうございました。

新装改訂版　奇跡のライオンあくび健康法

2014年6月21日　第1刷発行
2016年2月21日　第2刷発行

著　者――駒川耕司

発行人――杉山　隆

発行所――コスモ21
〒171-0021　東京都豊島区西池袋2-39-6-8F
☎03(3988)3911
FAX03(3988)7062
URL http://www.cos21.com/

印刷・製本――日経印刷株式会社

ISBN978-4-87795-291-4 C0030